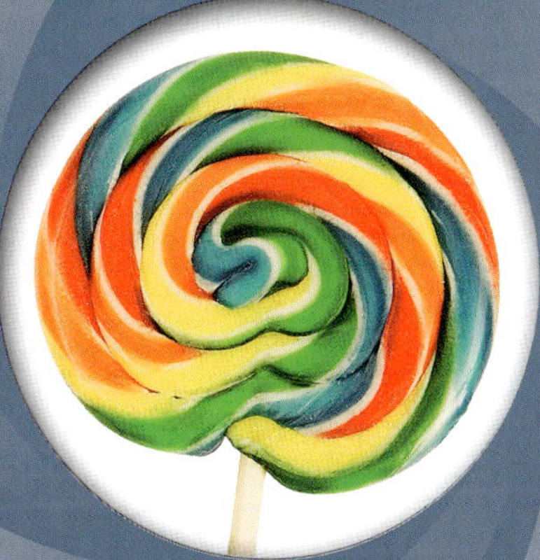

Die 50 besten Zuckersucht-

TRIAS

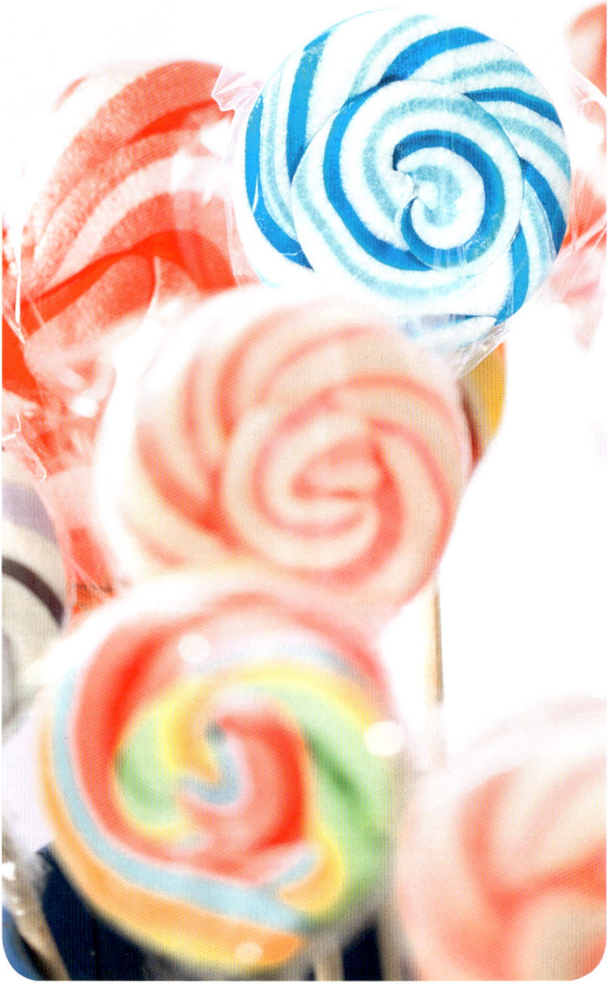

Liebe Leserinnen und Leser,

jeder von uns kennt das: Irgendwann im Laufe des Tages verspüren wir den Hunger nach Süßem. Der Gedanke an das duftende Schokocroissant morgens beim Bäcker oder die Pralinen in unserer Schreibtischschublade lässt uns plötzlich nicht mehr los. Das ist völlig normal und lässt sich biologisch einfach erklären: Der Blutzuckerspiegel im Körper sinkt nach allmählichem Verbrauch ab und die Energie im Körper schwindet. Nun hat der Tag aber 24 Stunden und das Gehirn meldet immer stärker den Bedarf nach neuer Energie in Form von Kohlenhydraten, die vor allem aus Lebensmitteln wie Brot, Nudeln, Obst oder auch Süßigkeiten bezogen wird. Je komplexer die Zucker- bzw. Kohlenhydratmoleküle eines Lebensmittels sind (etwa bei Vollkornprodukten), desto langsamer werden sie vom Körper aufgespalten und desto länger hat der Körper etwas davon. Der in Süßigkeiten verwendete Industriezucker hingegen besteht aus sogenannten leeren Kohlenhydraten, das heißt, diese enthalten so gut wie keine Vitamine und Mineralstoffe, werden sofort verdaut und gehen schnell ins Blut. Daher treiben Gummibärchen, Schokoriegel und Co. unseren Blutzuckerspiegel besonders rasch in die Höhe und lassen ihn gleichzeitig schnell wieder abfallen. Die Folge: Nach einem kurzen Energiekick braucht der Körper schon bald wieder Glukosenachschub. So entsteht der Heißhunger auf Süßes.

Wann wir wie viele Kohlenhydrate benötigen, ist also immer eine Gratwanderung. Manche Menschen sind richtige Zucker-Balance-Künstler. Sie können vermeintlich alles essen und auch endlos naschen, ohne dabei zuzunehmen. Ihr Körper kann den Zucker bestens verarbeiten. Wie machen sie das bloß? Dies ist vor allem eine Frage der verzehrten Menge, der Zeit, die man sich zum Essen nimmt, und natürlich auch der individuellen Verdauung. Doch warum schaffen es viele Menschen nicht, ihren tatsächlichen Energiebedarf richtig einzuschätzen? Warum essen wir immer mehr Industriezucker mit der Folge, dass wir zunehmend überwichtig und krank werden?

Einer der Gründe ist sicher, dass für uns heute, im Zeitalter des Überflusses, jede Art von Nahrung ständig verfügbar ist. Süße Lebensmittel, die unseren steinzeitlichen Vorfahren einst als schnelle Energielieferanten in Form von Beeren und Früchten das Überleben sicherten, gibt es im Überfluss – meist mit ziemlich hohem Zuckergehalt. Und wir essen davon viel zu viel und zur falschen Zeit. Zucker ist überall! Wir wissen mittlerweile, dass er verschiedene Namen trägt (Saccharose, Dextrose, Fruktose, Melasse usw.) und sich auf Lebensmitteletiketten gerne als Kohlenhydrat tarnt. Unser Körper ist regelrecht süchtig danach. Warum auch nicht, Kohlenhydrate sind schließlich die Energielieferanten schlechthin. Aber wenn wir sie vor allem in Form von (Industrie-)Zucker zu uns nehmen, findet ein regelrechtes Feuerwerk mit unserem Blutzuckerspiegel statt – mit fatalen Folgen. Die Verarbeitung zuckerhaltiger Lebensmittel in der von uns konsumierten Masse stellt für unseren Körper auf Dauer ein Krankheitsrisiko dar. Die Auswirkungen sind uns mittlerweile bekannt: Karies, Übergewicht, Bluthochdruck und andere Herz-Kreislauf-Probleme, Diabetes, Osteoporose und Infektionskrankheiten. Leider erkennen das die meisten Menschen erst, wenn es fast zu spät ist. Warum also warten, bis der Arzt kommt?

In Zucker steckt Suchtpotenzial

Der Heißhunger auf Süßes wird in der Regel nicht als typische Abhängigkeit oder Sucht in medizinischem Sinn bezeichnet, doch verweisen immer mehr wissenschaftliche Studien auf den starken Zusammenhang von Zuckerkonsum und Suchtverhalten. Ein solches Verhalten besteht immer dann, wenn wir meinen, auf etwas nicht verzichten zu können, und von dem Genussmittel bzw. einer Tätigkeit psychisch und/oder physisch abhängig sind, seien es Alkohol, Nikotin, Internetspiele oder Shoppen.

Der Übergang von regelmäßigem, alltäglichem Konsum zur Sucht ist oft fließend. Sobald wir jedoch merken, dass wir bereits ein entsprechendes Zwangsverhalten an den Tag legen, das heißt, immer mehr konsumieren müssen, nicht mehr aufhören können und bei Konsumverzicht unter Entzugserscheinungen, Kontrollverlust und Antriebslosigkeit leiden, sollten die Alarmglocken läuten. Nun ist Zucker zwar keine gefährliche Droge, aber übermäßiger Konsum von Süßem kann zu suchtähnlichem Verhalten führen und, wie wir wissen, auf Dauer schädlich für unsere Gesundheit sein.

Was aber passiert in unserem Gehirn, wenn wir Zucker konsumieren? Dann schüttet unser körpereigenes Belohnungssystem jedes Mal das Glückshormon Dopamin aus, das ein Gefühl von Zufriedenheit und Euphorie in uns hervorruft. Mit der Zeit jedoch gewöhnt sich der Körper an diesen Zustand. Bleibt die schnelle Energiezufuhr durch Süßes dann einmal aus, verschlechtert sich unsere Stimmungslage. Wir sind gereizt und haben schlechte Laune. Unser Belohnungssystem gerät in eine Schieflage, was sich negativ auf unsere Motivation und unsere Impulskontrolle auswirken kann. Das heißt, unser Verlangen wird stärker als unsere Willenskraft: Wir können Süßem nicht mehr widerstehen. Ob Sie selbst zur Zuckersucht neigen, können Sie in einem kurzen Selbsttest (Seite 84) im Anhang dieses Buches erfahren.

Wie können wir es schaffen, auf Industriezucker zu verzichten? Süße Lebensmittel liefern nun einmal schnell verfügbaren Treibstoff für unseren Körper, den wir vor allem brauchen, wenn wir viel geistig arbeiten und Sport treiben. Doch anstatt auf gesunde kohlenhydratreiche Lebensmittel zurückzugreifen, nehmen wir oft den falschen Zucker, nämlich Industriezucker, zu uns, und davon meistens in zu hohen Mengen. Wir müssen neue Wege finden, nicht nur unsere Ernährungs-, sondern auch einige unserer Lebensgewohnheiten ändern, um in Zukunft nicht mehr in die Süßigkeiten-Falle zu tappen.

Die gute Nachricht ist: Sie halten bereits einen Wegweiser in Ihren Händen! In diesem Ratgeber finden Sie die 50 wichtigsten Zuckersucht-Killer, die Ihnen helfen, Ihren Heißhunger auf Süßes mit einfachen Methoden einzudämmen und zu kontrollieren. Alles, was Sie sonst noch brauchen, ist Neugier, Spaß bei der Sache und ein wenig Geduld mit sich und Ihrem Körper.

Die 50 Zuckersucht-Killer sind in drei Kategorien eingeteilt: In der ersten Gruppe ist das Augenmerk auf uns selbst gerichtet. Hier werden innere und äußere Ursachen für unseren Süßhunger thematisiert und Sie erfahren, wie Sie Ihren zuckerfreien Alltag individuell gestalten können. In der zweiten Gruppe lenken wir den Blick auf unser Umfeld: Wie beeinflussen uns soziale Normen, gesellschaftlicher Konsens oder unsere Erziehung in Bezug auf unsere Zuckersucht? Die hier aufgeführten Tipps helfen Ihnen, sich von alten Verhaltensmustern zu lösen und auch Ihr Umfeld an den positiven Seiten Ihrer Ernährungsumstellung teilhaben zu lassen. Wir brauchen neue, interessante und inspirierende Wege, um die Zuckersucht dauerhaft zu bezwingen! Diese werden in der letzten Gruppe vorgestellt.

Sämtliche Tipps und Tricks lassen sich gut in den Alltag integrieren und leicht umsetzen. Sie werden sehen, der Verzicht auf (Industrie-)Zucker ist gar nicht so schwer – und die Belohnung lässt nicht auf sich warten: Sie werden sich schon nach kurzer Zeit viel fitter, gesünder und zufriedener fühlen.

Fangen Sie am besten heute noch damit an!

Ich wünsche Ihnen viel Spaß und Erfolg bei der Umsetzung,

Ihre
Regina Tödter

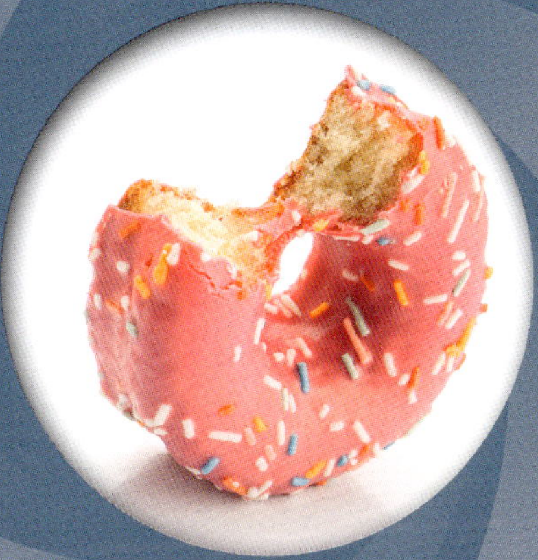

Die 50 besten Zuckersucht-Killer

Einfach loslegen!

Sie möchten endlich Ihren Heißhunger auf Süßes loswerden? Freuen Sie sich – mit Ihrem Vorsatz haben Sie den wichtigsten Schritt schon getan.

Manche Dinge lassen sich spontan und aus dem Bauch heraus leichter umsetzen, als wenn sie von langer Hand geplant werden. Die Formel ist simpel: Learning by Doing, einfach loslegen und ausprobieren. So ist auch dieser Ratgeber angelegt. Lassen Sie Ihrem Vorsatz Taten folgen. Mit den ersten Erfolgserlebnissen werden Sie eine regelrechte Kettenreaktion auslösen und zunehmend Spaß an der Sache finden! Beginnen Sie also noch heute, Ihr Leben zu bereichern, indem Sie die Zuckersucht mit einfachen Strategien bezwingen.

Trotz schneller Erfolge sollten Sie anfangs allerdings nicht zu ungeduldig sein. Dauerhafte Gewohnheitsumstellungen brauchen ein wenig Zeit. Sehen Sie jede Aufgabe als Herausforderung und jede anfängliche Niederlage, die es vielleicht auch mal geben wird, als Chance. In diesem Abschnitt lernen Sie vor allem genaues Hinschauen: von der Zutatenliste über das Supermarktregal bis zum Kühlschrankfach. Aber auch Ihre anderen Sinne, Ihr Bewusstsein und Ihre körperliche Fitness werden aktiv gefordert! Mit Witz und Würze verbannen Sie schließlich die lästigen Zuckersucht-Attacken aus Ihrem Alltag. Also, worauf warten Sie noch? Just do it!

1 Misten Sie aus

Nichts fühlt sich besser an als ein erstes Erfolgserlebnis. Dieses hier können Sie ganz schnell und sofort haben: Schauen Sie in Ihren Kühlschrank und spielen Sie Detektiv. Verbannen Sie alle zuckerhaltigen Lebensmittel aus der Küche und machen Sie der örtlichen Tafel damit eine Freude. Fangen Sie heute noch damit an, Ihre Gesundheit wird's Ihnen danken!

KILLER-TIPP

Foodsharing-Möglichkeiten in Ihrer Nähe finden Sie unter

- www.tafel.de
- www.foodsharing.de
- www.foodforward.org
- www.zugutfuerdietonne.de
- www.umsonstladen.de

Es fällt Ihnen schwer, Lebensmittel einfach wegzugeben? Tun Sie es dieses eine Mal in dem Bewusstsein, dass Sie damit den Kampf gegen Ihre Zuckersucht ernsthaft aufnehmen. Ein Nichtraucher auf Entzug wird auch keine Zigaretten mehr in seinen Schubladen bunkern, sonst ist die Versuchung zu groß. Tun Sie sich diese Qual nicht an. Achten Sie besonders auf versteckten Zucker, etwa in Wurst, Ketchup oder Soßen. Auch in Tiefkühlpizza, Fertigsalaten, Dosengemüse, Säften, Sojamilch, Cornflakes, Müsli, Weißbrot und Früchtejoghurt werden Sie fündig.

Vergessen Sie beim Ausmisten auch Ihre Vorratskammern, Büroschubladen und Geheimverstecke nicht. Wenn Sie diese überschüssigen Lebensmittel verschenken und in Zukunft nicht mehr auf der Einkaufsliste stehen haben, haben Sie Ihr erstes Ziel schon erreicht: gesünder einzukaufen und somit gesünder zu leben. Wiederholen Sie diesen Akt immer wieder und machen Sie ihn zu einem Ritual. Sie werden sich wundern, wie hartnäckig sich versteckter Zucker immer wieder in den Haushalt einschleicht.

2 Bewusst einkaufen und kochen

Was werden Sie jetzt essen? Es kann sein, dass Ihr Kühlschrank und Ihre Küchenregale plötzlich ganz leer stehen. Zu verhungern brauchen Sie deshalb aber nicht. Nun ist der Zeitpunkt gekommen, eine Liste mit empfohlenen Lebensmitteln zu erstellen und sich bewusst daran zu halten. Was dürfen Sie jetzt noch guten Gewissens essen? Hier gilt die einfache Formel: je naturbelassener das Nahrungsmittel, desto besser für Ihre Gesundheit.

Am Anfang werden Sie wahrscheinlich ziemlich orientierungslos durch die Supermärkte laufen. Zu den wichtigsten Produkten zählen für Sie jetzt Gemüse, Vollkornprodukte, Früchte, Kräuter, Fleisch, Öle und Nüsse. Seien Sie jedoch sparsam beim Kauf von süßem Obst, Säften und Trockenfrüchten. Bekanntlich enthalten diese Lebensmittel viel Fruchtzucker und sollten daher nur in Maßen verzehrt werden, auch wenn sie aufgrund ihres hohen Gehalts an wichtigen Vitaminen, Mineralstoffen und Spurenelementen mit auf den Speiseplan gehören. Ebenso sollten Sie bei Fleisch genau hinsehen. Kaufen Sie nur frische, unverarbeitete Ware (möglichst Bioqualität) und verzichten Sie auf marinierte, eingelegte Produkte und Fertigware. Nach kurzer Zeit schon werden Sie automatisch zu den entsprechenden Regalen gehen und nach den

KILLER-TIPP

Auf den nächsten Einkaufszettel gehören: 3 Stück Gemüse und 2 Stück Obst, Kartoffeln, Süßkartoffeln, Vollkornreis, 1 Knolle Ingwer, frische Kräuter und Gewürze, Hülsenfrüchte, Tofu und andere Sojaprodukte, Nüsse, geschrotete Leinsamen, Haferflocken, Kakao (100 %), (Bio-)Milch, Eier, Leinöl, 1 Stück (Bio-)Fleisch oder Fisch, Pilze, Buchweizen, Vollkornbrot, Hartkäse, Naturjoghurt, Kräuter- und grüner Tee

richtigen Produkten greifen. Da zwinkert Ihnen keine Nougatcreme mehr verführerisch von der Seite zu. Und wie wär's, wenn Sie in Zukunft seltener auswärts essen und stattdessen häufiger selbst kochen? Bald müssen Sie vermutlich auch Ihren Kleiderschrank entrümpeln. Denn mit der Nahrungsumstellung werden Sie automatisch einige überschüssige Pfunde verlieren: Freuen Sie sich jetzt schon auf Ihre neue Wohlfühlgröße und die nächste Shoppingtour!

3 Süße Alternativen: Was darf's sein?

Alternativen zu Zucker können natürliche Süßungsmittel wie Ahornsirup, (Wildblüten-)Honig oder Agavendicksaft sein. Sie enthalten viele Mineralstoffe, sind allerdings richtige Dickmacher und leider auch zahnschädigend. Zuckeraustauschstoffe wie Isomat, Maltit, Laktit oder Xylit sind chemischer Natur und haben bei übermäßigem Verzehr oft den unerfreulichen Nebeneffekt wie Blähungen und Durchfall. Sie lassen sich allerdings wunderbar zum Backen von Kuchen und Keksen verwenden. Xylit etwa hat nicht nur 40 Prozent weniger Kalorien als üblicher Industriezucker, es wirkt auch kariesverhütend und hat nur einen geringen Einfluss auf den Blutzuckerspiegel. Gewonnen wird Xylit zum Beispiel aus Birkenrinde. Auch Stevia, das aus der Stevia-Pflanze gewonnene Süßungsmittel, kann für Nachspeisen oder zum Backen verwendet werden. Der Süßstoff hat zwar bisweilen einen gewöhnungsbedürftigen, leicht bitteren Nachgeschmack, enthält aber keine Kalorien und verursacht keine Karies. Bei vielen Stevia-Produkten ist trotzdem Vorsicht geboten: Schokoladentafeln, Bonbons, Marmelade und Sirup enthalten oft zusätzlichen Zucker.

Eine gesunde Alternative sind Trockenfrüchte (Seite 75) oder frisches Obst, das sich ebenfalls gut fürs Zubereiten von süßen Speisen eignet. Schneiden Sie dafür beispielsweise getrocknete Datteln in kleine Stücke und verrühren Sie diese mit Naturjoghurt. Bananen, kombiniert mit etwas Himbeeren, Vanille oder Kakao eignen sich ebenfalls hervorragend als süßer Nachtisch und können eingefroren sogar als Eisersatz dienen. Aber auch diese Varianten haben einen hohen Fruchtzuckergehalt. Rote Paprika oder Karotten hingegen sind unschlagbare Alternativen: Sie schmecken süß, haben wenig Kalorien und sind somit

KILLER-TIPP

- Süße Alternative zum Frühstück: Naturjoghurt; selbst gemachter Milchreis mit Zimt, Kakao und Vanille; Beeren oder geschnittenes Obst (Apfel, Kiwi oder Birne)
- Snack bei Stress: Nüsse, Bananen, Avocado, Radieschen, Cherrytomaten, Studentenfutter oder Cashewkern-Cranberry-Mix
- Nachtisch nach deftigem Mittagsmahl: zuckerfreier Kakaoshake, Käsesticks oder Sojadrink
- Nachmittagskaffee: Trockenfrüchte
- Knabberei vor dem TV: geschnittenes Gemüse
- Im Kino: Weintrauben oder eine Tafel Schokolade mit 99 Prozent Kakaoanteil
- Das nächste Fest: selbst gebackener Honigkuchen oder Xylit-Kekse
- Auf Partys: Exotisches wie Papaya, Ananas, Mangos, Litschi oder Physalis
- Mitbringsel zur Arbeit: Früchtekorb, Salat, Nussbrot oder Kräuter-Power-Brot (Seite 63)

wahre Zuckersucht-Killer. Was ist Ihre liebste süße Alternative?

Kleiner Geheimtipp: Wenn Sie Kaffee gerne gesüßt trinken, probieren Sie ihn beim nächsten Mal mit laktosefreier Milch. Sie ist aufgrund ihrer speziellen Behandlung süßer als normale Milch und ersetzt somit wunderbar den Löffel Zucker.

4 Entziffern Sie die Zutatenliste

Schauen Sie bei jedem gekauften Produkt immer auf die Zutatenliste. Was steht da und was steckt wirklich dahinter? Denn das Etikett »zuckerfrei« ist kein Garant dafür, dass das Produkt tatsächlich frei von Zucker ist. Meistens ist ein solcher Verpackungshinweis bereits verdächtig. Zucker versteckt sich hinter Bezeichnungen wie Saccharose, Fruktose, Glukosesirup, Mannose, Maltose, Dextrose, Laktose, Maisstärke, Maltodextrin und vielen mehr. Warum aber wird Zucker unter so vielen verschiedenen Decknamen geführt? Aus dem einfachen Grund: An erster Stelle steht immer die Zutat, von der mengenmäßig am meisten im Produkt enthalten ist. Bei vielen Fertigprodukten und Süßwaren würde Zucker daher häufig ganz weit vorne aufgelistet werden müssen, was den Verbraucher womöglich vom Kauf abschrecken würde. Deswegen greifen kreative Fooddesigner gern in die Trickkiste: Sie führen den Zucker aufgesplittet unter verschiedenen Namen. So sticht er nicht sofort ins Auge.

Derzeit wird eine Lebensmittelkennzeichnung durch die sogenannte Fett-Ampel diskutiert, damit der Verbraucher besser einschätzen kann, wie viel Fett das Produkt enthält. Allerdings ist oft nicht das Fett, sondern der hohe Zuckergehalt das Problem. Fette sind wichtig für unsere Ernährung. Wenn wir die richtigen, also *gesunden* Fette wie pflanzliche Öle aus Leinsamen, Walnuss, Sesam, Avocado oder Fisch wählen und sie sparsam einsetzen, führen sie auch nicht zu Übergewicht.

Achten Sie also besonders auf unbekannte Kennzeichnungen und greifen Sie notfalls immer zur natürlichen Variante des Lebensmittels. Machen Sie gleich den Test: Wie sind die Lebensmittel in Ihrem Kühlschrank gekennzeichnet? Wie viel versteckten Zucker können Sie ausfindig machen?

5 Wer knuspert an meinem Häuschen?

Jeder kennt das Märchen von Hänsel und Gretel, die sich im Wald verlaufen und vom Knusperhäuschen der bösen Hexe angelockt werden. In unserer Alltagswelt steht dieses Knusperhäuschen leider nicht versteckt im *tiefen, tiefen* Wald, sondern an jeder Straßenecke. Es führt, so scheint es, kein Weg daran vorbei und die Verlockung, *daran zu knabbern*, ist groß. Hier ein Keks, dort ein Stück Kuchen, immer wieder etwas Süßes zwischendurch. Deswegen brauchen wir einen Plan: Wir müssen nicht so weit gehen, die Hexe irgendwie loszuwerden, sondern vielmehr lernen, von vornherein einen großen Bogen um das Häuschen zu machen. Wenn wir wissen, dass uns morgens der Bäcker mit seinen frischen Schokocroissants jedes Mal um den Verstand bringt, meiden wir fortan diesen Weg und probieren eine andere Route. Den Latte macchiato bekommen wir schließlich auch woanders. Umgehen Sie bewusst Orte und Plätze, die Sie schwach werden lassen: den Bäcker, den Kiosk oder die Eisdiele. Im Supermarkt biegen Sie gar nicht erst in die Süßigkeitenabteilung und an der Kasse lenken Sie den Blick bewusst auf andere Dinge, zum Beispiel auf die Produktwahl der Menschen vor oder hinter Ihnen. Freuen Sie sich, dass Sie auf viele dieser Artikel mittlerweile verzichten können, oder lassen Sie sich inspirieren von anderen, gesunden Varianten. Damit schaffen Sie sich neue Gewohnheiten und irgendwann nehmen Sie das Knusperhäuschen gar nicht mehr wahr.

6 Nicht immer der Nase nach

Sie denken ständig an Süßes? Klar – weil Ihre Nase andauernd daran erinnert wird! Es geht bereits morgens unter der Dusche los, wenn Sie noch gar nicht richtig wach sind: Beim Einschäumen der Haare mit Shampoo steigt Ihnen vielleicht der angenehme Geruch süßer Erdbeeren in die Nase. Die Handseife verströmt den wohligen Geruch von süßem Apfel, Ihre Lippenpflege schmeckt nach Kirschen und Ihr Deo riecht nach zarter Vanille. Kein Wunder also, wenn Sie zum frisch gemahlenen Frühstückskaffee das sehnliche Verlangen nach einem Stück Süßgebäck verspüren. Aber auch außerhalb Ihrer Wohnung werden Sie ständig mit Duftstoffen angelockt. Einkaufsläden bedienen sich längst bestimmter Geruchsstimuli, um unsere Emotionen zu beeinflussen. Flüchtig begegnen uns überall diverse wohlriechende Düfte. Wir werden unbewusst zum Kauf von Produkten animiert, weil die sie umgebenden Düfte harmonisierend und verführerisch auf uns wirken und wir sie mit angenehmen Gefühlen und Erlebnissen assoziieren. Deswegen verwundert es nicht, dass wir ständig den Drang nach Süßem verspüren.

Um hier entgegenzuwirken, reichen schon kleine Veränderungen: Dämmen Sie den Geruchsreiz ein, indem Sie bewusst zu parfümfreien Produkten greifen. Gehen Sie außerdem nie hungrig in die Einkaufsläden.

7 Das Schöne erkennen

Franz Kafka sagte einmal: »Jeder, der sich die Fähigkeit erhält, Schönes zu erkennen, wird nie alt werden.« Erkennen Sie das Schöne an sich selbst und Ihrer Umwelt: Meist hilft ein Bild aus früheren Tagen, auf dem Sie sich sichtbar wohl – schön und schlank fühlen. Da wollen Sie wieder hin!

Es muss nicht unbedingt ein Bild von Ihnen selbst sein, manchmal entdeckt man tolle Motive und Illustrationen beim Durchblättern der Lieblingszeitschrift: Dabei spielt es keine Rolle, was darauf abgebildet ist. Hauptsache, es ist etwas, was Ihnen besonders gut gefällt und ein brennendes Verlangen in Ihnen hervorruft: etwa eine atemberaubende Naturlandschaft (man sieht sich zum Beispiel selbst dort joggen), ein tolles Outfit (natürlich präsentiert von einem Model mit toller Figur) oder eine Person, die Sie für etwas ganz Bestimmtes bewundern. Sie werden bei solchen Bildern sicherlich einige Sekunden verharren und leichte Sehnsüchte verspüren. Schneiden Sie das Foto aus und hängen Sie es sichtbar über Ihren Schreibtisch, wenn Sie mögen, sogar gerahmt. So erinnern Sie sich jeden Tag an diesen perfekten Ort, Ihre tolle Figur oder die bewundernswerte Persönlichkeit. Die ideale Motivation für Sie, selbst etwas zu unternehmen, um Ihrem Ideal näher zu kommen. Ab jetzt werden Sie sich zweimal überlegen, ob Sie erneut zum Kühlschrank gehen und sich von Ihrer Zuckersucht fremdbestimmen lassen. Sie werden von sich aus schönere Orte in Ihrer Umgebung aufsuchen und besser auf sich achtgeben. Und damit das Bild nicht irgendwann im Alltag untergeht, wechseln Sie es von Zeit zu Zeit durch andere tolle Aufnahmen aus.

8 Vorsicht, Alkoholfalle!

Alkohol benebelt nicht nur die Sinne, er macht in kürzester Zeit auch hungrig. Nur zu schnell greift man etwa bei einem Glas Wein zu einem ungesunden Snack und denkt nicht mehr darüber nach, was man jetzt Gesundes essen könnte. Gern greift man in die nächste Gummibärchentüte oder zur Schüssel Chips.

Wenn Sie ausgehen und Sie unterwegs plötzlich der kleine Heißhunger überfällt, suchen Sie vermutlich die nächste Fast-Food-Bude, eine Tankstelle oder einen Kiosk auf. Dort greifen Sie zum Burger, Döner oder Schokoriegel, ohne groß darüber nachzudenken. Ihre guten Vorsätze sind vielleicht bereits vergessen, Sie wollen an diesem Abend einfach Spaß haben und nicht irgendwelche Kohlenhydrat- und Kalorientabellen durchrechnen!

Daher gilt, wenn Sie ausgehen und wissen, dass Sie Alkohol trinken werden: Packen Sie sich vorher eine kleine Tüte Studentenfutter ein und denken Sie daran, immer genug Wasser zu trinken. Sollte es Sie doch einmal nach einem fröhlichen Abend mit Freunden zu einer Imbissbude führen, dann genießen Sie den schönen Abend – mit dem Wissen, dass es sich hierbei um eine Ausnahme handelt.

9 Laufen Sie der Zuckersucht davon

Machen Sie es wie unsere Vorfahren: Bewegen Sie sich! Bringen Sie sich und Ihr Umfeld in Bewegung. Wann immer und so oft es geht: auf dem Weg zur Arbeit, zum Einkaufen oder in der Freizeit. Gehen, Laufen, Schwimmen, Radfahren – egal, welche Sportart es ist, seien Sie aktiv! Wenn Sie es schaffen, in der Woche mindestens drei Stunden aktiv Sport zu treiben, sind Sie auf dem besten Weg, Ihre Zuckersucht hinter sich zu lassen. Nehmen Sie jede Treppenstufe mit, trainieren Sie Ihre Muskeln und arbeiten Sie an Ihrer Beweglichkeit. Sport kurbelt die Verbrennung an und schafft eine natürliche Balance zwischen Energieverbrauch und -zufuhr. So werden auch Sie bald zu den beneidenswerten Menschen gehören, die nach Herzenslust essen können, ohne dabei zuzunehmen.

Durch regelmäßigen Sport regulieren Sie Ihre Sucht auf Süßes, das heißt, Sie werden bald automatisch Gesünderes bevorzugen. Der Nebeneffekt ist bewundernswert: Sie formen und straffen dabei Ihren

Körper und bauen schöne Muskeln auf – diese wiederum ersetzen die ungeliebten Fettpölsterchen und verbrennen zusätzlich überschüssige Kalorien. Gleichzeitig entwickeln Sie ein besseres Körperbewusstsein und kommen Ihrem gesunden Idealgewicht immer näher – kurz, Sie fühlen sich rundum wohl! Dann macht es auch nichts, wenn Sie doch einmal zwischendurch einen Schokoriegel verdrücken.

Kleiner Motivationstipp: Melden Sie sich gleich heute noch zu einem Stadtlauf Ihrer Wahl an. Fünf Kilometer sind auch für Untrainierte machbar (zur Not walken Sie eine Runde) und Sie haben jetzt einen Grund, gleich mit dem Training anzufangen.

10 Leben Sie achtsam

Hinterfragen Sie im Zuge Ihrer Ernährungsumstellung auch Ihre sonstigen Gewohnheiten. Was, warum und wie oft konsumieren Sie? Gehen Sie gerne bummeln, obwohl der Kleiderschrank proppenvoll ist? Suchen Sie oft nach Ablenkung durch Medien, Konsumgüter und Events? Misten Sie also nicht nur Ihren Kühlschrank aus, sondern nehmen Sie sich bei der Gelegenheit auch Ihren Kleiderschrank, Ihren Terminkalender oder gleich Ihre Wohnung vor. Achten Sie bewusst auf Ihr Konsumverhalten und hinterfragen Sie es kritisch. Denken Sie beim Shoppen auch mal darüber nach, ob Sie das Objekt Ihrer Wahl wirklich brauchen – oder was der eigentliche Grund für den Einkauf ist. Gehen Sie der möglichen Ursache auf den Grund. Ist es vielleicht die Unzufriedenheit mit Ihrer derzeitigen Lebenssituation? Ein Streit mit Ihrem Partner oder einer Freundin? Oder ganz einfach Langeweile?

Üben Sie sich in Achtsamkeit mit der »Headline-Methode«: Sie werfen in Gedanken einen Scheinwerfer auf eine bestimmte Tätigkeit in Ihrem Alltag, der Sie sich voll und ganz widmen. Konzentrieren Sie sich nur darauf, seien Sie im Hier und Jetzt und genießen Sie den Moment.

Überfällt Sie das nächste Mal der Hunger nach Süßem, dem Sie sich nur schwer entziehen können, dann schenken Sie dem Stück Kuchen Ihre ganze Aufmerksamkeit. Verschlingen Sie es nicht, sondern nehmen Sie sich Zeit zum Genießen. Tun Sie nichts anderes nebenher, ignorieren Sie Ihr Telefon und lassen Sie den Fernseher aus. Wenn Sie von nun an bewusst im Hier und Jetzt leben, werden zukünftige Zuckersucht-Attacken immer seltener vorkommen.

11 Atmen Sie sich schlank mit Yoga

Yoga eignet sich ebenfalls als hilfreiche Methode gegen die Zuckersucht. Wie wir wissen, spielt bei den körperzentrierten Übungen des Yoga der Atem eine wesentliche Rolle. *Pranayama* bedeutet die Beherrschung (*Yama*) der Lebensenergie (*Prana*) durch den Atem. Beim tiefen Ein- und Ausatmen wird der Stoffwechsel angeregt und die Zellen werden mit

Sauerstoff angereichert. Der Atem beeinflusst auch die Durchblutung, unsere Immunabwehr und Verdauung in hohem Maß. Bei Stress und Hektik geraten wir regelrecht in Atemnot. Meist atmen wir viel zu schnell und unser Atem ist flach. Der Sauerstoff erreicht so die tiefer sitzenden inneren Organe in der Bauchregion nicht vollständig, was jedoch wichtig ist für die Erlangung von Entspannung und innerer Ruhe. Die ganzheitliche Wirkung des Atems wird von uns oft gar nicht wahrgenommen. Atmen ist für uns ganz selbstverständlich – und doch können wir ohne ihn nicht einmal kurze Zeit überleben.

Bei Süßhunger-Attacken reicht oft ein tiefes Durchatmen, um die Energie freizusetzen, die für Verdauung und Wohlbefinden verantwortlich ist. Mit der bewussten und richtigen Atemtechnik verfliegt die Sucht nach Süßem bereits in wenigen Sekunden und wir können uns förmlich schlank atmen. Konzentrieren Sie sich jedes Mal, wenn Sie wieder unter Stress leiden, einfach auf Ihren Atem, statt zur Tüte Gummibärchen zu greifen. Ein kleiner Notizzettel am PC-Bildschirm mit der Aufschrift *einatmen, ausatmen!* kann beispielsweise schon hilfreich sein. Legen Sie Ihre flache Hand auf den Bauchnabel und achten Sie darauf, dass der Atem bis hierher, in die untere Region, gelangt. Melden Sie sich zu einem Yogakurs an und erlernen Sie die besonderen Atemtechniken, Körperhaltungen und Achtsamkeitsübungen. Sportstudios, Sportvereine und selbst die Volkshochschulen bieten meistens gute Einstiegsprogramme an. Sie werden sehen: Sie fühlen sich nach kurzer Zeit nicht nur rundum besser und entspannter, auch die Sucht nach Süßem wird nachlassen!

12 Lachen ist die beste Medizin

Lachen ist gesund: Wir betätigen dabei bis zu 80 verschiedene Muskeln. Es stärkt unser Herz, unser Immunsystem, senkt den Blutdruck und regt unsere Verdauung an. Zahlreiche Glückshormone werden dabei ausgeschüttet, die eine regelrecht euphorisierende Wirkung auf Körper, Geist und Seele haben. Mit gesundem Optimismus, Witz und Gelassenheit lachen Sie auch Ihre Zuckersucht weg. Je mehr Freude und positive Gedanken Sie erfüllen, desto stärker wird sich diese Einstellung in Ihrer Persönlichkeit verfestigen, was sich in bestimmten Hirnregionen sogar neurowissenschaftlich nachweisen lässt. Deshalb gibt es bereits Lachyoga-Kurse, Lachtherapien und Tausende von Lachclubs in über 60 Ländern. Ein Tag ohne Lachen ist ein verlorener Tag, sagte einst Charlie Chaplin.

Natürlich: Keiner kann permanent gute Laune haben. Und auch Lachen will gelernt sein. Versuchen Sie einfach mal, negative Denkmuster, Perfektionismus, ungesunde Selbstabwertung und übereifriges Anerkennungsstreben beiseitezuschieben, und wenden Sie sich stattdessen den schönen Dingen des Lebens zu. Sie selbst haben es in der Hand, wie Ihr Tag wird: Lesen Sie ein witziges Buch, schauen Sie Komödien im Fernsehen an, besuchen Sie ein Kabarett, schreiben Sie amüsante Geschichten aus Ihrem Alltag in Ihr

Notizbuch, beobachten Sie Kinder beim Spielen oder lassen Sie sich von Ihrem Partner oder Ihrer Partnerin durchkitzeln. Nehmen Sie Ihr Leben nicht immer so ernst und lächeln Sie, so oft es geht – auch in Situationen, in denen es vielleicht unpassend erscheinen mag (im Straßenverkehr, beim Joggen oder bei anstrengenden Meetings). Denn Sie wissen ja: Humor ist, wenn man trotzdem lacht!

13 Heilkräuter als Wunderelixier

Bereits Hildegard von Bingen schwor auf die umfassende Heilkraft von Kräutern, Wurzeln und Blättern. Heute können wir auf diese altbewährten mittelalterlichen Klosterrezepturen zurückgreifen und die Wirkung besonderer Kräutermischungen nutzen. Da gibt es etwa den Bitterstern mit seinen 18 verschiedenen Heilkräutern: Der alkoholische Auszug aus den Bitterstoffpflanzen aktiviert nicht nur den Stoffwechsel, sondern dämpft den Heißhunger auf Süßes enorm. Allerdings ist Vorsicht vor übermäßigem Konsum geboten, da der Bitterstern über einen sehr hohen Alkoholgehalt (bis zu 59 Prozent) verfügt. Er sollte mit Wasser verdünnt kurz vor dem Essen eingenommen werden.

Alternativ können Sie auf die Wunderpflanze Süßholz zurückgreifen. Die trockenen braungoldenen Blätter sehen, wie ihr Name bereits verrät, ein wenig aus wie Baumrinde und schmecken süß-würzig. Aus Süßholz wird unter anderem Lakritze gewonnen, außerdem verwendet man es gerne bei Heiserkeit, Husten oder Magenproblemen.

Geben Sie bei der nächsten Zuckersucht-Attacke ein paar Stangen Süßholz entweder in heißes Wasser, um anschließend den Tee zu genießen, oder kauen Sie die eingerollten Blätter (ohne sie zu schlucken), bis das süße Verlangen von ganz allein verfliegt. Sie bekommen die Heilkräuter und Süßholz rezeptfrei in jeder Apotheke.

14 Spice up your life!

Mit Zimt verbinden wir häufig weihnachtliches Süßgebäck wie Zimtsterne, Bratapfelkuchen und Zimtschnecken, oder auch Glühwein. Die orientalische Küche nutzt das wohl älteste Gewürz der Welt für pikante Speisen wie Hähnchenschenkel, Kartoffelgerichte oder Spinateintopf. Zimt ist außerdem ein wichtiger Bestandteil von Curry.

Allerdings kann dieses Gewürz so viel mehr. Die traditionelle chinesische Medizin feiert Zimt als Allheilmittel, etwa gegen Bluthochdruck, Blasenentzündung, Schmerzen oder Entzündungen. Und Hildegard von Bingen backte mit dem Gewürz die bekannten Nervenkekse (aus Dinkelmehl, Mandeln, Zimt, Muskat und Gewürznelken). Zimt ist ein echter Zuckersucht-Killer und damit auch Fatburner! Das Gewürz reguliert den Blutzuckerspiegel, wärmt von innen und hilft bei Konzentrationsschwäche.

Verleihen Sie Ihrem Leben auch außerhalb der Weihnachtszeit diese besondere Würze, probieren Sie Zimt auch mal in ungesüßtem Obstsalat, Cappuccino, Kakao oder einfach nur in Milch. Ihrem frisch gepressten Fruchtsaft, dem Grießbrei, Müsli oder zuckerfreien Milchreis geben Sie mit dem Gewürz eine ganz spezielle Note. Besonders gut schmeckt Zimt im Tee: Gießen Sie dafür etwa drei Scheiben Ingwer, Kardamom, Honig, etwas Milch und eine Prise Zimtpulver (oder ein halbe Zimtstange) mit heißem Wasser auf. Wunderbar!

15 Trainieren Sie Ihre Abwehrkräfte

Ähnlich positiv wirkt sich ein gesunder Lebenswandel auf Ihr Immunsystem aus. Durch die Kombination aus gesunder, zuckerfreier Ernährung, Bewegung und Erholung (das heißt ausreichend Schlaf und die Vermeidung von zu viel Stress) wird es Ihnen Ihr Körper danken, indem er nicht gleich auf die nächste Grippewelle anspringt. Zucker ist als »leeres Kohlenhydrat« zwar ein Energielieferant, verfügt aber über keine Nähr- oder Vitalstoffe. Mit dem Konsum von Zucker wird die Darmflora durcheinandergebracht, der Blutzuckerspiegel schießt in die Höhe und das Immunsystem wird geschwächt. Wählen Sie stattdessen vitamin- und vitalstoffreiche Lebensmittel, die Ihre Abwehrkräfte stärken, zum Beispiel Brokkoli, Kohl, Karotten, Spinat und Zitronen. Auch die Wurzeln von Ingwer, Tragant, Ginseng oder Aloe Vera können dazu beitragen, Ihr Immunsystem zu kräftigen.

Werden Sie körperlich aktiv und fahren Sie lieber mit dem Fahrrad, statt den Bus zu nehmen. Damit dämmen Sie den Kontakt zu herumschwirrenden Krankheitserregern ein.

Und sollte Sie doch einmal eine Grippe erwischen, wird sich Ihr Körper dank guter Abwehrkräfte schneller davon erholen als zuvor. Greifen Sie bitte nicht automatisch zu Schmerzmitteln, zu fiebersenkenden oder sonstigen Medikamenten, von denen viele übrigens Zucker enthalten. Lassen Sie Ihren angeschlagenen Körper auf die Grippeviren besser natürlich reagieren, auch wenn die Erkrankung dadurch vielleicht zwei bis drei Tage länger dauert als mit Pharmazeutika. Ihr Immunsystem wird insgesamt gestärkt daraus hervorgehen.

Und denken Sie immer dran: Wenn Sie bewusst auf Zucker verzichten und gesunde Alternativen bevorzugen, stärken Sie damit auch Ihre Abwehrkräfte!

16 Sucht & Sehnsucht

Sucht und Sehnsucht sind verwandte Begriffe. Auch das Wort Suche hängt eng damit zusammen. Sobald der nächste Süßhunger kommt, fragen Sie sich also ehrlich, wonach Sie wirklich suchen bzw. Sehnsucht haben. Meist ist die Sucht nach Süßem ein Signal, sich auf die Suche nach der tatsächlichen Ursache zu machen. Ist es etwas, was Sie mögen, wonach Sie Sehnsucht verspüren und was Sie vielleicht nicht bekommen können? Sehnsucht taucht immer dann auf, wenn etwas fehlt. Sie ist im positiven Sinne ein Teil von uns, denn sie ist die Antriebskraft, die uns so lange anspornen wird, bis wir das, wonach wir streben, gefunden haben. Es kann die Sehnsucht nach Geborgenheit, Zufriedenheit, Liebe, Glück, aber auch Erfüllung, Anerkennung oder Orientierung sein. Gehen Sie auf die Suche und finden Sie heraus, wonach Ihr Herz sich wirklich sehnt. Oft sind klar benennbare Probleme und emotionale Defizite wie Frust mit dem Partner, Einsamkeit, Stress bei der Arbeit oder Überforderung mit Alltagsaufgaben die Ursache für unsere Sehnsucht. Sie lassen sich meist ganz gut durch kleine Veränderungen (Gespräche, mehr private Verabredungen, Aufgabendelegation, Reduzierung der Arbeitszeit) lösen.

Schwierig ist es, wenn die Sehnsüchte und Wünsche unerreichbar erscheinen. Stecken Sie Ihre persönlichen Ziele daher nicht zu hoch. Schreiben Sie sich Ihre drei größten Wünsche auf und prüfen Sie, ob und wie Sie diese erreichen können. Es muss nicht immer alles perfekt laufen oder das Beste, Teuerste und Größte sein. Während Sie auf der Suche nach der großen Erfüllung sind, verpassen Sie in der Zwischenzeit vielleicht die vielen kleinen Glücksmomente, die auf Sie warten, wenn Sie nur offen dafür sind. Sehnsucht ist etwas Gutes, solange sie nicht in Sucht und Abhängigkeit, Zwang oder Gier umschlägt. Versuchen Sie hier die Balance zu halten und ändern Sie andernfalls Ihre Sichtweise, freuen Sie sich über die schönen Momente im Alltag!

17 Hypnose kann helfen

Hypnose gewinnt derzeit in der Psychotherapie immer mehr an Bedeutung. Bei der Hypnose geht es nicht um Hokuspokus, sondern um das Erreichen eines tranceartigen Zustandes durch Suggestion. Der Hypnotiseur verfügt zwar auch über eine außergewöhnliche Beobachtungsfähigkeit und Menschenkenntnis und kann die Körpersprache meist richtig deuten, aber dank seiner Hypnosetechnik kann er den Patienten in eine Trance versetzen, die zu einer Tiefenentspannung führt. Das Bewusstsein fällt in einen Entspannungszustand und der Patient wirkt abwesend (meist durch einfache Ablenkungen). Mit dieser Methode kann der Zugang zum Unterbewusstsein eines Menschen erschlossen werden, es ist direkt ansprechbar und lässt sich in seiner Informationsverarbeitung beeinflussen.

Immer häufiger wird Hypnose in Form von autogenem Training, Hypnotherapie, positivem Gedankentraining oder Meditation eingesetzt, um tiefe Entspannung hervorzurufen und damit z.B. psychische Abhängigkeiten, etwa bei Süchten, aufzulösen. Diese Entspannungstechniken können helfen, das Mentale zu stärken, Gedanken zu steuern, um angestrebte Ziele besser zu erreichen. Versuchen Sie es doch mal: Welche der Methoden spricht Sie am meisten an? Mit welcher Technik erreichen Sie eine optimale Tiefenentspannung? Probieren Sie es aus. Und Sie werden schon nach relativ kurzer Zeit sehen: Wenn Sie jetzt in eine Stresssituation geraten, können Sie viel besser damit umgehen und brauchen nicht einmal mehr zum üblichen Nervenzucker zu greifen.

KILLER-TIPP

Autogenes Training (AT) ist leicht zu erlernen, jederzeit und überall ausführbar und verhilft schnell zu mehr Ruhe und Gelassenheit. Die auf Autosuggestion basierende Entspannungstechnik eignet sich wunderbar, um das Verlangen nach Süßem einzudämmen.

Nehmen Sie sich 3 bis 30 Minuten Zeit und suchen Sie sich ein lauschiges Plätzchen, wo Sie ungestört im Sitzen oder Liegen die Augen schließen können. Fangen Sie an, indem Sie die Formel »Ruhe, Schwere, Wärme« in Gedanken mehrfach wiederholen und sich auf Ihren Atem, Herzschlag und Kopf konzentrieren. Achten Sie auf Ihre physischen Empfindungen und übertragen Sie die drei positiven Begriffe auf den gesamten Körper. Beim AT sind, wie bei jedem Training, Wiederholung, Übung und Ausdauer wichtig. Wiederholen Sie die Übung so lange, bis Sie völlig entspannt sind. Autogenes Training führt zu mehr Gelassenheit und der bewussten Wahrnehmung Ihres Innersten. Die Ursache für das Verlangen nach Süßem können Sie mithilfe dieser Entspannungstechnik genauer aufspüren und einfach wegtrainieren.

Lösen Sie sich von alten Mustern

Glückwunsch, den Einstieg haben Sie nun hinter sich! Langsam machen Sie mit Ihrer Ernährungsumstellung das Umfeld auf sich aufmerksam.

Zugegeben, nicht immer fällt es leicht, den neu eingeschlagenen Pfad im Alltag beizubehalten. Wo auch immer man hinschaut, überall gerät man in zuckersüße Fallen. Früher wären Sie diesen bestimmt schnell und ausnahmslos ausgeliefert gewesen. Heute kennen Sie die Tricks! Doch Vorsicht: Sie sind nun zwar Meister im Entschlüsseln von Zutatenlisten, werden aber von Ihrem Umfeld immer wieder mit neugierigen Fragen zu Ihren neuen Essgewohnheiten gelöchert. Aber das dürfte nicht zum Problem für Sie werden: Im folgenden Abschnitt lernen Sie, alte Verhaltensmuster abzulegen, zu Ihrer Entscheidung zu stehen und sich von der Meinung anderer unabhängig zu machen.

Blöden Sprüchen oder dem verführerischen Kuchenteller auf dem Arbeitsschreibtisch werden Sie fortan gelassen entgegentreten. Vielleicht scharen sich bald interessierte Zuckersüchtige um Sie, die an Ihrer neuen Philosophie teilhaben wollen, und Sie werden gar zum Vorbild.

Die Zuckersucht bezwingen bedeutet vor allem aber auch lebenslanges Lernen. In diesem Abschnitt stelle ich Ihnen wichtige Motivationsquellen vor, die Ihnen helfen können, sich dauerhaft von Ihrer Sucht nach Süßem zu befreien: Lassen Sie sich inspirieren von unseren Vorfahren, von der Tierwelt, Buddha und natürlich der Liebe.

18 »Du gönnst dir ja gar nichts mehr!«

Dieser Spruch nervt allmählich, meinen Sie nicht auch? Im Zeitalter der Erlebnis- und Überflussgesellschaft hat er nun wirklich ausgedient. Der Verzicht auf Süßes soll unser Leben einschränken, uns den Alltag erschweren und genussfeindlich sein? Was für ein Unsinn! Da hat die Lebensmittelindustrie ja bereits erfolgreiche Arbeit geleistet. In Wirklichkeit ist es doch genau umgekehrt: Zu viel Süßes macht übergewichtig, unbeweglich, unglücklich und dauermüde. Wo bleibt da der Genuss? Es geht hier nicht um Verzicht, sondern um die bewusste Entscheidung für ein besseres, gesünderes und vitaleres Leben. Auch Sprüche wie »Du hast es doch früher auch so gern gegessen!« oder »Eigentlich bist du doch immer eine Naschkatze gewesen, woher der Sinneswandel?« sollten Sie unbedingt hinterfragen. Und wenn es so war, haben Sie umso mehr einen Grund, etwas daran zu ändern.

Sehen Sie es einfach so: Sie dürfen sich verändern, anders denken und neue Erkenntnisse gewinnen! Und lassen Sie die anderen ruhig an Ihrer Entwicklung teilhaben. In ihren Sprüchen ist im Grunde doch ein gewisser neidischer Unterton herauszuhören, weil sie vielleicht ihre eigene Zuckersucht nicht unter Kontrolle bringen. Lassen Sie sich auch keine Kosenamen wie »Leckermaul« oder »Naschkatze« mehr geben, die Sie noch nie besonders passend gefunden haben. Sie entscheiden von nun an, welche Eigenschaften Ihnen zugesprochen werden sollen.

Mein Tipp: Gönnen Sie sich statt süßen Naschwerks etwas wirklich Gutes, zum Beispiel einen Früchtecocktail, einen Wellnesstag oder ganz einfach Zeit mit Freunden.

19 Sind Sie ein Ja-Sager?

Heute schon mal Nein gesagt? Ich hoffe, ja! Denn um des lieben Friedens willen, aus Mitleid oder Pflichtgefühl müssen Sie sich nicht immer anpassen. Schlagen Sie Anfragen, Angebote oder Aufträge im Beruf, in der Familie oder im Freundeskreis auch einmal aus, wenn Sie nicht aus Überzeugung zusagen können. Sagen Sie bewusst Nein! Ständig sind wir irgendwelchen Bitten ausgesetzt.

Sind Sie oft darum bemüht, für alle und jeden da zu sein, bloß, um es allen recht zu machen und nirgendwo anzuecken? Dann legen Sie Ihre Gewissensbisse und Schuldgefühle einfach ab und sagen Sie auch mal Nein! Erreicht Sie das nächste Angebot, die nächste Anfrage oder Bitte, so nehmen Sie sich für Ihre Entscheidung genügend Bedenkzeit. Sie müssen sich nicht sofort entscheiden. Haben Sie keine Angst vor den Konsequenzen, wenn Sie ablehnen. Vernachlässigen Sie Ihre persönlichen Bedürfnisse nicht. Ein Nein zu anderen heißt oftmals ein Ja zu sich selbst! Sie werden sehen, dass es Ihnen auch bald viel leichter – fallen wird, den vielen Werbeversprechungen und Schnäppchen-Angeboten zu widerstehen und Nein zu sagen.

Fangen Sie am besten gleich mit einer ersten Übung an: Sagen Sie Nein, wenn Sie das nächste Mal vor verlockenden Süßigkeiten stehen. Wenn Sie sich vor Augen führen, dass Sie sich damit nur Gutes tun, wird Ihnen der Verzicht ganz leichtfallen.

20 Wirklich cool

Coolness spielt besonders im Teenageralter eine zentrale Rolle. Aber auch wenn wir die Zwanziger überschritten haben, stehen uns eine gewisse Lässigkeit und Entspanntheit gut zu Gesicht. Wer cool ist, tritt souverän, gelassen und kontrolliert auf, bewahrt auch in schwierigen Situationen im wahrsten Sinne einen »kühlen Kopf«. Sie oder er ist selbstbewusst und hat Humor.

Sicher sind Sie schon auf dem richtigen Weg dazu: Denn der Verzicht auf Zucker beeindruckt Ihr Umfeld und macht Sie wirklich cool: Wenn Sie sich wohl in Ihrer Haut fühlen, treten Sie automatisch selbstbewusster auf. Es ist wie eine Kettenreaktion. In dem Bewusstsein, Ihrer Zuckersucht ein Schnippchen geschlagen zu haben, strahlen Sie Selbstzufriedenheit, Einklang mit sich und gute Laune aus. Und wenn dann die Pfunde zu purzeln beginnen, müssen Sie bald schon Ihren Kleiderschrank ausmisten und das wiederum ist ein weiterer Grund zur Freude.

Ihre positive Veränderung lässt das Umfeld aufhorchen. Wie geht das?, werden sich alle fragen. Nehmen Sie sich mehr Zeit für die schönen Dinge des Lebens, denn so cool, wie Sie sind, gehen Sie alles etwas entspannter an. Feiern Sie sich, so oft es geht: Drehen Sie das Radio auf, singen oder pfeifen Sie und lassen Sie dabei Ihre Hüften schwingen! Und vergessen Sie dabei nicht, Ihrem Spiegelbild zuzuzwinkern. Denn Sie sind wirklich cool.

21 Werden Sie aktiv!

In unserer Gesellschaft hat sich das »Essen nebenbei« eingeschlichen: Popcorn und Eis zum Kinofilm, Knabbereien und Fingerfood auf Partys und Kuchen zur nachmittäglichen Kaffeerunde. Wie reduzieren Sie langfristig den Zuckerkonsum und entgehen der ständig süßen Verlockung, ohne in Gesellschaft gleich zum Spielverderber oder zur Spaßbremse zu mutieren? Ganz wichtig: Gehen Sie nie hungrig zu einer Party oder einem Treffen mit Freunden. Dann überfällt Sie die Lust auf Süßes nicht so schnell. Und falls doch, können Sie Ihren Appetit zügeln durch die gezielte Suche nach gesunden Alternativen oder durch Ablenkungen wie etwa Tanzen oder ein anregendes Gespräch mit dem sympathischen Mann hinter Ihnen in der Schlange am Buffet. Sprechen Sie nicht ständig über das Essen, meiden Sie bewusst Räume, wo das Essen im Mittelpunkt steht, und trinken Sie Wasser,

KILLER-TIPP

Nehmen Sie zum nächsten Kinobesuch Ihr eigenes Naschwerk mit, zum Beispiel Studentenfutter, handliches Obst (Apfelschnitze, Weintrauben) oder selbst gemachtes Popcorn (ungesüßt und in pflanzlichem Öl gebraten). Als Getränk eignen sich scharfer Tomaten- oder süßer Karottensaft. Sie sorgen für ein angenehmes Sättigungsgefühl und fördern die Sehstärke.

wenn Sie das Gefühl brauchen, irgendwas in den Händen zu halten. Und wenn der Tisch bei der jährlichen Weihnachtsfeier in Ihrer Firma wie immer reichlich gedeckt ist, picken Sie sich nur die gesunden Häppchen heraus und essen Sie nicht aus Langeweile oder Solidarität. Solche Feste können manchmal endlos und ausufernd sein. Gehen Sie daher gelegentlich an die frische Luft und bewegen Sie sich. Stiften Sie Ihre Familie und Freunde zu Aktivitäten an. Machen Sie einen gemeinsamen Spaziergang oder veranstalten Sie einen kleinen Wettlauf um den Häuserblock. Sie werden sehen, die anderen werden sich begeistert anschließen und plötzlich sind Sie der »Wohlfühl-Held«!

22 Ihr USP macht Sie interessant!

Sie verlassen nur kurz Ihren Arbeitsplatz und schon steht der Teller mit einem verführerischen Kuchenstück auf Ihrem Tisch. Ihre Kollegin meinte es wieder einmal zu gut mit Ihnen. Was tun? Bedanken Sie sich für die nette Aufmerksamkeit und schauen Sie, dass Sie das süße Teil so schnell wie möglich loswerden. Sie tun niemandem einen Gefallen, wenn Sie es jetzt höflicherweise aufessen und innerlich doch bereuen. Verschenken Sie das süße Stück an eine Kollegin, die sich darüber freut. Es wird immer wieder Gelegenheiten im Jahr geben, wo Sie in eine solche Situation geraten: Geburtstagsfeiern, Jubiläen, Feiertage, Abschlüsse und nicht zu vergessen die ganz alltäglichen Stressphasen mit Heißhunger-Attacken, in denen Ihre Kollegin Sie mit Süßem aufzumuntern versucht.

Es liegt bei Ihnen, ob Sie permanent ablehnen oder aus Höflichkeit annehmen.

Werden Sie selbst zum Vorbild: Bringen Sie einfach bei der nächsten Gelegenheit einen gut gefüllten bunten Obstkorb mit zur Arbeit oder backen Sie ein leckeres zuckerfreies Brot mit Nüssen, Beeren und Quark. Das sorgt für gute Stimmung, Aufmerksamkeit und satten Bauch. Damit machen Sie sich Freunde, ernten Sympathie und Dankbarkeit – und Sie schaffen damit ein Alleinstellungsmerkmal für sich in Ihrer Firma. USP (= Unique Selling Proposition) ist eine Bezeichnung aus der Marketingbranche für ein herausragendes Merkmal mit Erfolgsgarantie. Sollten Sie einmal fehlen oder den Job wechseln, werden sich alle gerne an Ihren USP erinnern.

23 Auftanken in grünen Oasen

Sie haben eine lange Arbeitswoche hinter sich, voller Stress, Hektik und anstrengender Meetings. An Ihren freien Tagen sollten Sie daher nicht unbedingt die quirlige, laute und überfüllte Innenstadt aufsuchen, um sich mit sinnlosem Shopping zu belohnen. In der Innenstadt werden Sie zusätzlich auch noch ständig ans Essen erinnert. Man bekommt Appetit, obwohl der Bauch voll ist. (Achten Sie einmal darauf.)

Mein Tipp: Wählen Sie stattdessen die Ruhe der Natur und machen Sie am Wochenende zur Abwechslung mal einen ausgiebigen Waldspaziergang. Haben Sie dieses Jahr eigentlich schon bewusst die wechselnde Jahreszeit wahrgenommen? Damit meine ich jetzt nicht das alltägliche Schimpfen über schlechtes Wetter. Sammeln Sie erste Frühlingsblumen, Kastanien, Blätter und besondere Steine oder genießen Sie den malerischen Sonnenuntergang. Beobachten Sie Enten beim Tauchen oder Eichhörnchen beim Klettern. Sie werden feststellen, wie wenig Lust auf Süßes Sie draußen in der Natur verspüren. Suchen Sie Ihre Lieblingsorte im Grünen deswegen so häufig wie möglich auf, vielleicht sogar in Verbindung mit einer täglichen Joggingrunde um den See. Oder Sie genießen einfach nur den abendlichen Spaziergang im nahe gelegenen Park. Sie haben keine oder nur wenig Zeit dafür? Dann verbinden Sie Ihre täglichen Aufgaben, Ihre Arbeitswege oder Pausen mit einem Kurzausflug ins Grüne. Wo in Ihrer Umgebung haben Sie schnell Zugang zur Natur? Führt Ihr Arbeitsweg an Feldern vorbei? Liegt der Stadtpark gleich neben Ihrer Firma? Oder ist es der Waldabschnitt hinter Ihrer Wohnung oder der Fluss mitten im Stadtzentrum? Suchen Sie gezielt nach Grünoasen, in denen Sie wieder auftanken können.

24 Die Freiheitsfalle

Befasst man sich intensiver mit der Menschheitsgeschichte, stellt man verblüfft fest, wie frei wir heute im Gegensatz zu unseren Vorfahren unser Leben gestalten dürfen. Wir können – zumindest in der westlichen Welt – meist Wohnort, Job und Partner frei auswählen. Wir entscheiden selbst über unsere Religionszugehörigkeit, unsere Hobbys und wofür wir unser Geld ausgeben möchten.

Was für ein Luxus! Wir müssten uns eigentlich in einem permanenten Glückszustand befinden – stattdessen beherrschen psychisches und physisches Leiden das gegenwärtige Menschheitsbild. Woran liegt das? Was fehlt uns? Warum sind wir manchmal so unglücklich, unzufrieden, gestresst und krank?

Jede Medaille hat zwei Seiten: Durch die Vielfalt an Möglichkeiten genießen wir nicht nur eine größere Freiheit, sondern haben gleichzeitig auch die Qual der Wahl. Traditionelle familiäre Strukturen brechen durch zunehmende Individualisierungsprozesse immer mehr auf, wir werden zu Einzelgängern und Workaholics. Plötzlich leiden wir unter Orientierungsproblemen, weil wir uns nicht mehr an alten Werten festhalten können. Da verwundert es nicht, dass wir manchmal den schönen Versprechungen der Werbeindustrie verfallen. Sie kreiert ihre Produkte ganz nach unseren Wünschen und Sehnsüchten, schafft Images, mit denen wir uns zu gerne identifizieren, schmiert uns Honig um den Mund und dank geschickter Produktinszenierung überfällt uns schlagartig eine unstillbare Lust auf Süßes.

Jede Werbung kann für uns zu einer Zuckersuchtfalle werden. Machen Sie den Test und schalten Sie den Fernseher an. Hinterfragen Sie jeden Werbeclip und demaskieren Sie die dahinterstehenden Aussagen.

Wenn Sie danach Ihren Medienkonsum konsequent ein wenig einschränken und sich in Ihrer Freizeit stattdessen mehr bewegen, hat der Hunger auf Süßes bald keine Chance mehr.

25 Gemeinsam sind wir stark

Suchen Sie sich Verbündete, Weggefährten und Gleichgesinnte, mit denen Sie sich austauschen können. Ermutigen Sie sich gegenseitig, feuern Sie sich in schwachen Momenten auch mal an. Vertrauen Sie sich Ihren engsten Freunden, Familienmitgliedern und Arbeitskollegen an. Erklären Sie ihnen Ihre neuen Essgewohnheiten bzw. Ihre Lebensumstellung, nur so werden Sie verstanden und unterstützt werden können. Dann nimmt Ihnen auch keiner mehr Ihre Ablehnung von Süßigkeiten übel. Niederlagen, die es sicher auch mal geben wird, lassen sich besser wegstecken, wenn Sie jemanden zum Reden haben. Außerdem sind Sie so nicht auf sich allein gestellt.

Sollten Sie zu Beginn nicht sofort auf Gleichgesinnte stoßen, werden Sie spätestens nach einigen Wochen einige Interessenten in Ihrem Umkreis haben. Sie werden sich wundern, wie viel Redebedarf zu diesem Thema besteht und wie viele ebenfalls den Wunsch verspüren, ihren Zuckerkonsum zu reduzieren. So haben Sie stets reichlich Gesprächsstoff in der Betriebskantine und zur Not immer ein Smalltalk-Thema auf langweiligen Dinnerpartys. Sie können sich über Rezepte, Methoden und Erfahrungen austauschen, aber

KILLER-TIPP

Interessante Blogs zu alternativen Ernährungs- und Lebensweisen finden Sie unter

- www.paleo360.de
- www.b2tb.de (Back to the basics)
- www.survival-of-the-primal.com
- www.veganblog.de
- www.vegan-sein.de
- www.bevegt.de
- www.urgeschmack.de

auch über Niederlagen, Alltagsfallen oder Negativerfahrungen lachen. Gehen Sie auch online auf die Suche nach Gruppen, Foren und Blogs. Sie werden dort sicherlich auf Gleichgesinnte, aber auch auf Freaks treffen, die vielleicht noch mal ganz andere Ideen mitbringen. Und wer weiß, vielleicht finden Sie sogar den ein oder anderen Denkansatz der Neo-Minimalisten, der Share-Community, der Veganer, Bio-Gurus, Roh-Volutionäre oder Paleo-Anhänger interessant?

26 Liebe geht nicht nur durch den Magen

All you need ist love! Gefühlschaos, Herzklopfen und Kribbeln im Bauch sind die Anzeichen für echtes Verliebtsein. Liebe nimmt einem zudem jegliches Hungergefühl. »Von Luft und Liebe leben« – das kennen viele verliebte Pärchen. Die Hormone spielen verrückt, man kann an nichts anderes mehr denken und bekommt kaum mehr einen Bissen hinunter. Kein Wunder also, dass nebenbei die Pfunde purzeln. Und während die Gefühle Achterbahn fahren, schwebt man buchstäblich im siebten Himmel.

Dass dieser Zustand nicht ewig anhält, ist biologisch nachvollziehbar. Nach der ersten Euphorie (hervorgerufen durch Dopamin) folgt die Aufregung durch das Adrenalin und schließlich durchströmen einen rauschartige Glücksgefühle und ein tiefes Wohlbefinden, freigesetzt durch Endorphine und Kortisol. Liebe, Zufriedenheit und Glücksempfinden stehen daher in engem Verhältnis zueinander. Der Gefühlsrausch klingt jedoch ab, wenn sich unser Hormonspiegel wieder beruhigt hat. Das macht nichts – bleiben Sie einfach dran und bringen Sie dieses Gefühl immer wieder in Schwung! Wie das gehen kann? Zum Beispiel, indem Sie öfter mal Komplimente verteilen, Blumen verschenken und Ihre Liebsten in den Arm nehmen. Haben Sie heute schon etwas Liebenswertes getan? Jede Form von Liebe – seien es Selbstliebe, Mitgefühl oder die intime Partnerschaft – kann ein solches Hochgefühl hervorrufen. Während Sie also verliebt im Liebes-Flow versinken, intensive Begegnungen mit Freunden haben oder verzweifelten Arbeitskollegen unter die Arme greifen, vergessen Sie Ihre Alltagssorgen, Probleme und damit auch den lästigen Appetit auf Süßes. In diesem Zustand leben Sie im Hier und Jetzt, können bestens entspannen und gleichzeitig die kreativsten Ideen hervorbringen. Nutzen Sie diese unendlichen Möglichkeiten der Liebe und lassen Sie sich von ihr beflügeln!

27 Mit Buddha zur Einsicht

Man könnte meinen, Buddha hätte damals vor rund 2 500 Jahren, bei seiner Formulierung der sogenannten »Vier Edlen Wahrheiten« als Weg zur Erleuchtung, von unserem Zuckerproblem etwas geahnt. Er machte drei bestimmte Eigenschaften für unser tägliches Leiden verantwortlich: Gier, Zorn und Unwissenheit. Alle drei »Grundübel« hängen miteinander zusammen und lassen sich auf fast alle Lebensbereiche übertragen. Mit Gier ist sowohl Habgier als auch Begierde, Sucht oder das Habenwollen gemeint. Wenn die Gier keine Befriedigung erfährt, entwickeln sich daraus nicht selten Wut, Pessimismus oder Zorn. Unwissenheit wiederum ist gleichzusetzen mit Verblendung oder dem Nichtwissen.

Das kommt uns doch sehr bekannt vor: Ständig kreisen die Gedanken um das süße Stück Schokolade (Gier). Hat man die Tafel dann verputzt, plagt einen das schlechte Gewissen und man ist sauer auf sich und den schwachen Willen (Zorn). Das alles nur, weil uns nicht klar war, woher die Gier und der Kontrollverlust kommen (Unwissenheit). Buddhas Gegenmittel heißt kurz gefasst: Loslassen. Dies lässt sich am besten mit Achtsamkeit erzielen. Mit entsprechender Wissensaneignung, achtsamer Alltagsgestaltung und Gelassenheit können Sie bewusst gegen die drei schädlichen Eigenschaften und ihre Kettenreaktion ankämpfen. Erinnern Sie sich bei der nächsten Zuckersucht-Attacke an Buddhas Worte. Mit der Wissensaneignung haben Sie Ihre »Verblendung«, Ihre Unwissenheit in dieser Sache bereits überwunden. Sie allein bestimmen über Ihre Gedanken, lenken Sie sie ab, zum Beispiel mit schönen Dingen, und schenken Sie der Gier keine weitere Aufmerksamkeit. Mit dieser achtsamen Geisteshaltung verfliegt die Sucht nach Süßem schon bald und Ihrer »Erleuchtung« steht nichts mehr im Weg.

28 Unser wahres Zuhause

Viele Menschen legen besonderen Wert auf ein schönes Zuhause. Sie investieren viel Zeit und Geld in die perfekte Einrichtung. Die Wochenenden und Urlaubstage werden damit zugebracht, sich in Baumärkten und Möbelhäusern aufzuhalten und die Wohnung bzw. das Haus entsprechend zu dekorieren und immer wieder zu optimieren. Denn es kommen neue Trends, Veränderungen, aber auch Risse im Mauerwerk hinzu.

Was die meisten jedoch dabei vergessen, ist, dass das eigentliche Zuhause wir selbst sind. Unser Körper ist unser Tempel. In ihm leben wir, und zwar bis ans Ende unserer Tage. Damit wir uns in unserer Haut wohlfühlen, müssen wir unseren Körper genauso pflegen, formen und ihm die nötige Aufmerksamkeit schenken. Viele Menschen vernachlässigen ihren Körper jedoch geradezu sträflich. Sie haben keine Zeit und kümmern sich lieber um ihren Garten oder renovieren Zimmer, statt überschüssige Pfunde loszuwerden.

Lenken Sie Ihr Augenmerk daher bewusst wieder auf Ihr eigentliches Zuhause! Gehen Sie achtsam mit sich um, indem Sie sich um Ihren Körper kümmern und Ihren Zuckerkonsum reduzieren. Seien Sie dankbar für Ihre Gesundheit, Ihr Aussehen und Ihre körperlichen Fähigkeiten (die wir oft für selbstverständlich halten). Machen Sie einen »Body-Scan«, in Form einer Meditation oder bewussten Achtsamkeitsübung, und lenken Sie die Aufmerksamkeit auf Ihren Körper. Wählen Sie dafür eine bequeme Position und achten Sie darauf, die Übung in Ruhe durchführen zu können. Nehmen Sie Ihre Gedanken, Empfindungen und Gefühle bewusst wahr. Richten Sie die Aufmerksamkeit auf den Atem und einzelne Bereiche des Körpers. Tasten Sie Ihren Körper im Geist vom Fuß bis zur Nasenspitze ab. So lernen Sie, bewusst wieder auf Ihre innere Stimme zu horchen.

Natürlich gehört auch ein wenig Schweißarbeit dazu. Ihr Workout können Sie doch gleich mit der anstehenden Hausarbeit verbinden: indem Sie den Garten umbuddeln, mit dem Rad zum Bäcker fahren oder selbst Holz hacken. Mit dem Verzicht auf Süßes tun Sie sich zusätzlich etwas Gutes: Sie zögern zum Beispiel die nächste »Renovierungsarbeit« an Ihrem Körper ein bisschen hinaus. So können Sie sich entspannt wieder in Ihre gemütliche Möbellounge setzen und das schöne Zuhause im doppelten Sinne genießen.

29 Aus der Geschichte lernen

Warum beschäftigen sich Menschen eigentlich mit längst Geschehenem? Es gibt Studienfächer, Dokumentarfilme und Einrichtungen auf der ganzen Welt, in denen die Vergangenheit festgehalten wird. Aber weshalb? Wir sollten uns doch auf die Gegenwart konzentrieren und uns besser auf unsere Zukunft vorbereiten! Aus dem einfachen Grund: Wir möchten aus Fehlern und früheren Erfahrungen lernen. Aus der Vergangenheit speist sich unser gesamtes heutiges Wissen, an ihr orientieren wir uns, auf ihr baut unsere ganze Lebenswelt auf und deshalb lohnt sich der Blick in zurückliegende Zeiten.

Werfen wir doch einmal einen Blick in die Steinzeit. Wie haben sich unsere Vorfahren damals ernährt? Wie und aus welchen Gründen hat sich unsere Ernährung seit jener Zeit verändert? Im Neolithikum, der sogenannten Jungsteinzeit (vor etwa 10 000 Jahren), erfuhren die Menschen einen gravierenden Umbruch, der bis heute unsere Ernährung bestimmt. Mit der beginnenden Sesshaftigkeit, das heißt der Gründung von Siedlungen, entwickelten unsere Vorfahren Ackerbau und Viehzucht, wodurch sich die ursprüngliche Ernährung der Jäger und Sammler entscheidend veränderte. Immer häufiger wurden nun die stark kohlenhydrathaltigen Getreideprodukte wie Emmer, Einkorn, Nacktweizen und Gerste konsumiert. Ganz sicher aber gehörten Käsekuchen, Früchtejoghurt oder Weißbrötchen nicht auf den Speiseplan unserer Vorfahren. Wir sollten daher eher zu den ursprünglichen, frischen und natürlichen Lebensmitteln greifen. Denn die Steinzeit steckt uns in den Knochen.

Mittlerweile gibt es zahlreiche Bewegungen von sogenannten Paleo-Anhängern, die steinzeitlichen Ernährungsplänen folgen und ursprüngliche Bedingungen der Urzeit in ihr modernes Leben integrieren: Diese reichen von mehr Bewegung über den Verzicht auf Zucker bis hin zum Barfußlaufen. Probieren Sie doch einen Tag mal einen solchen »Paleo-Lifestyle« aus. Sie müssen sich dafür nicht in Felle einwickeln oder ein Feuer machen. Wie wäre es beispielsweise mit einer weizenfreien Woche oder mit einem minimalistischen Schuhwerk?

30 Tiere als Vorbilder

Haben Sie Haustiere? Dann wissen Sie, dass wir in Sachen Ernährung und Zufriedenheit viel von ihnen lernen können, egal ob Hund, Katze, Hamster oder Meerschweinchen. Das Tierchen ist in der Regel aufgeweckt, neugierig und verspielt oder, wenn es gefressen hat, satt und zufrieden. Tiere nehmen nur Nahrung zu sich, wenn sie Hunger haben, und können aufhören, wenn sie satt sind. Immer häufiger jedoch beobachten wir, dass auch Katzen oder Hunde an Übergewicht, Allergien, Diabetes oder sogar Karies erkranken. Vielleicht hat dies etwas mit der Dosennahrung zu tun (die meist mit Zusatzstoffen und Zucker angereichert ist), vielleicht mit dem Bewegungsmangel des Haustiers oder mit beidem zugleich.

Tiere in der freien Natur sind in Bezug auf die Ernährung echte Vorbilder: Den ganzen Tag sind sie damit beschäftigt, ihre Nahrung aufzuspüren. Jagen bzw. Sammeln, Fressen und Ausruhen stehen bei ihnen in ausgewogener Relation zueinander. Das erinnert uns wieder einmal an unsere Vorfahren, Ötzi & Co. Auf der Suche nach natürlichen Nahrungsquellen waren sie ununterbrochen in Bewegung. Erst mit der Sesshaftigkeit und damit der ständigen Verfügbarkeit von Essen hat sich diese ursprüngliche Lebensform gewandelt. Doch unsere tierischen Artgenossen haben noch immer eine Art Instinkt, der ihnen signalisiert, wann genug gefressen wurde. Wir sollten uns die Tierwelt zum Vorbild nehmen und stärker auf unser natürliches Sättigungsgefühl achten. Ob mit oder ohne Kinder, besuchen Sie am Wochenende doch mal wieder den Zoo! Gehen Sie auf Entdeckungstour und sehen Sie den Löwen beim Fressen zu. Meiden Sie jedoch möglichst den Besuch beim dortigen Eisverkäufer oder im Café. (Die Tiere bekommen hier anscheinend das bessere Futter …)

31 Früh übt sich …

»Ich will das!« Und schon zeigen die Kleinen auf die grellfarbigen Verpackungen im Supermarkt. Natürlich hängen diese auf passender Augenhöhe und locken mit niedlichen Figuren, auffälligen Motiven und zuckersüßem Geschmack. »Quängelware« werden die Produkte genannt, die gezielt auf die Kleinen zugeschnitten sind und bewusst ihre Emotionen ansprechen. Aufgrund ihres hohen Zuckergehalts sind viele dieser Lebensmittel ungesund, was Ihren kleinen Liebling natürlich nicht interessiert, denn genau diese bunte Bonbontüte möchte er haben. Schützen Sie Ihr Kind durch einfache Tricks, indem Sie beispielsweise den Kinderwagen so positionieren, dass es Sie und nicht den ganzen Laden im Blick hat. Das Kind sollte so wenig Reizen wie möglich ausgesetzt sein.

Achten Sie darauf, dass Ihr Kind nicht zu viel Zeit vor dem Fernseher verbringt, wo es mit ständiger Produktwerbung konfrontiert wird. Nutzen Sie die gemeinsamen Stunden lieber für spannende Unternehmungen und Spiele oder zum Vorlesen. Natürlich haben wir Erwachsenen eine Vorbildfunktion für unseren Nachwuchs. Kinder machen uns Großen alles nach, sie orientieren sich an uns in ihrem Handeln und Denken. Gerade beim Thema Süßigkeiten wird es kompliziert: Wenn wir selbst gerne Süßigkeiten naschen, werden wir sie unserem Kind schwerlich vorenthalten können. Verbieten wir sie ihnen, verbinden sie etwas Unerlaubtes, Kostbares damit. Mit dem Verbot bewirken wir womöglich nur das Gegenteil. Hier gilt also: Klären Sie Ihr Kind schon früh über die Wirkung von Industriezucker auf den Körper auf und leben Sie die gesunde Ernährung vor. Denn was für Kinder gilt, betrifft natürlich auch die Erwachsenen!

Wir sollten mehr Verantwortung für uns und unsere Gesellschaft übernehmen und, ohne dabei dogmatisch zu werden, unser Wissen über gesunde Ernährung mit anderen teilen.

Bereit für neue Strategien

Sie möchten auch in Zukunft dranbleiben? Lassen Sie sich inspirieren von den folgenden Zuckersucht-Killern mit echtem Langzeiteffekt.

Behalten Sie Ihre Zuckersucht konstant im Auge, indem Sie Strategien entwickeln, die in Ihrem zuckerfreien Alltag für einen besseren Überblick und mehr Struktur sorgen. So können Sie Ihren bisherigen Erfolg dauerhaft festigen. Hilfreich können etwa regelmäßige Tagebucheintragungen, ein neu angelegter Wochenplan oder auch die Vertiefung Ihrer Kenntnisse über gesunde Ernährung sein. Und vergessen Sie nicht, sich für Ihren Zuckerverzicht immer wieder zu belohnen – das stärkt die Motivation ungemein! Ihrer Kreativität sind in dieser Hinsicht keine Grenzen gesetzt.

Gute Laune und positives Danken lassen erst gar keinen Hunger auf Süßes aufkommen: Erfahren Sie im Folgenden, welche Powerfrüchtchen Ihre Lebensgeister wecken, warum saure Zitronen lustig machen und weshalb zuckerfreie Ernährung der beste Beauty-Tipp ist.

Was hat der Verzicht auf Süßes mit Gesundheitsvorsorge zu tun? Wie Sie bereits wissen, eine ganze Menge: Ob Sie damit für ein besseres Immunsystem sorgen, bis ins Alter länger fit bleiben oder ganz einfach Körper und Geist während einer Fastenzeit eine Pause gönnen – Sie haben so viele Möglichkeiten, sich durch die Ernährungsumstellung Gutes zu tun.

Auch der nächste Urlaub kann – zuckerfrei – zu einer echten Herausforderung werden, wenn Sie neue Lebensmittel und Gerichte entdecken und Ihren Speiseplan damit bereichern. Und sollten Sie in diesem Jahr keine Reise in ferne Gefilde planen, so unternehmen Sie doch einfach kulinarische Streifzüge in anderer Länder Küche, lernen Sie Ihnen bisher unbekannte Rezepte kennen – die neuen Geschmackserlebnisse werden Sie Ihren Heißhunger auf Süßes schnell vergessen lassen.

Damit die Zuckersucht dauerhaft ein Ende hat, versuchen Sie Ihre destruktiven Denkmuster abzulegen und üben Sie sich in Geduld. Denn Übung macht ja bekanntlich den Meister – wozu also die Eile?

32 Das Zuckersucht-Killer-Tagebuch

Ähnlich wie das Visualisieren (Seite 72) kann Ihnen ein Zuckersucht-Killer-Tagebuch zum Erfolg verhelfen. Gehen Sie dabei wie folgt vor: Nehmen Sie Ihren regulären Terminkalender zur Hand (oder verwenden Sie den Wochenplaner im Anhang). Markieren Sie die erfolgreichen Tage etwa mit einem »Z« für zuckerfrei und freuen Sie sich, wenn sich schon nach kurzer Zeit eine stattliche Anzahl dieser Buchstaben im Kalender ansammelt. Vielleicht müssen Sie die Markierung schon bald umkehren, d.h. nur noch Tage mit Zuckersucht-Attacken ankreuzen! Eine gute Übersicht verschaffen Sie sich mit einem Jahreskalender, befestigt etwa an der Kühlschrankwand. Vervollständigen Sie ihn mit zusätzlichen Buchstaben wie »S« für Sport, »M« für Meditation oder »Y« für Yoga. Eine gelungene Woche verdient auch ein großes Smiley! Der Sinn solcher Eintragungen sind die Visualisierung und Beobachtung Ihrer Zuckersucht. Vor allem aber haben Sie jetzt einen Zuckersucht-Killer-Plan! Notieren Sie genau, wann und vor allem warum Sie nach welcher Süßigkeit gegriffen haben. Seien Sie dabei ganz ehrlich zu sich selbst und schreiben Sie wirklich alles auf. Eine Eintragung könnte beispielsweise so aussehen:

Montag: 10 Uhr – 1x Schokoriegel (20 g): Stress im Büro, großer Berg zu erledigender Papierkram;
15 Uhr – 3 Cookies (60 g) mit Kaba (250 ml): Mittagstief, Heißhunger nach deftigem Kantinengericht, schlechte Laune, Regenwetter ...

Sie werden sehen, wie leicht Sie mit dieser Methode Ihrer Zuckersucht auf die Schliche kommen! Hilfe holen Sie sich dann bei den entsprechenden Killer-Tipps.

33 Downshiften mit einer einfachen Regel

Ihr Arbeitsalltag ist geprägt von täglichem Termindruck, Stress und Hektik? Sie haben dazu noch lange Fahrtwege, kurze Pausen und niemals endende To-do-Listen? Dann gibt es also gute Gründe für Ihr ungesundes Essverhalten – in Stressmomenten zum Süßigkeitenautomaten oder zum Bäcker um die Ecke zu pilgern, ist einfach zu verlockend. Ihnen ist dies bewusst, aber Sie haben keinen Nerv, sich auch damit noch auseinanderzusetzen.

Was hilft? Shiften Sie Ihr Leben down nach einer Regel, die ich für mich die »A-B-C-Regel« genannt habe: Tun Sie erst das Notwendige (A), dann das Mögliche (B) und am Ende schaffen Sie das Unmögliche (C). Sie müssen also nicht gleich in Teilzeit gehen oder sich im Fitnessstudio anmelden. Während eines Zehn-Stunden-Arbeitsalltags ist es trotzdem möglich, bewusst downzushiften und etwas für die Gesundheit zu tun:

KILLER-TIPP

Neben der Banane oder der Packung Studentenfutter gehört das Outdoor-Reisebesteck, der »Göffel« (Gabel und Löffel kombiniert), für spontane Salate oder Joghurts immer in Ihr Handgepäck, ebenso eine Frischhaltebox als Tellerersatz für schnelle Müsli-Mix-Aktionen und eine auslaufsichere Thermoskanne für den selbst gemachten Kakao zwischendurch.

Integrieren Sie so viel Bewegung wie möglich in Ihren Alltag (A), etwa durch kleine Yoga-Übungen gleich nach dem Aufstehen: Den »Sonnengruß« im Schlafzimmer und die »Kriegerstellung« beim Zähneputzen. Fahren Sie mit dem Rad zur Arbeit, gehen Sie zu Fuß oder steigen Sie eine Station früher aus der U-Bahn aus. Während des Tages konzentrieren Sie sich immer auf nur eine Sache, die Sie gerade tun. Machen Sie richtige (Mittags-)Pausen und seien Sie, wenn möglich, zu diesen Zeiten telefonisch nicht erreichbar. Verlassen Sie das Firmengelände und suchen Sie gezielt Ruheplätze auf. Wählen Sie gesunde, ungesüßte Zwischensnacks wie Äpfel, Nüsse oder Cherrytomaten und nehmen Sie immer Ihre Wasserflasche mit.

Die Hälfte des Tages haben Sie also bereits viel geschafft: Sie haben sich gesund ernährt, ausreichend bewegt und konnten zwischendurch sogar ein wenig entspannen.

Erledigen Sie während der zweiten Tageshälfte den Rest Ihrer Aufgaben (B) und freuen Sie sich auf Ihren Feierabend. Lernen Sie auch, Dinge liegen zu lassen, die Sie den Tag über nicht bearbeiten konnten. Je mehr Freizeitausgleich Sie sich schaffen, umso produktiver werden Sie sein.

Solange Sie die Reihenfolge A-B beachten, werden Sie automatisch Sachen schaffen, die Sie für unmöglich hielten (C). Wenn Sie Sie diese einfache A-B-C-Regel in Zukunft beherzigen, können Sie sich jetzt schon auf Ihr verbessertes Wohlbefinden freuen!

34 Ein Zuckersucht-Master-Killer

Je länger Sie sich mit dem Thema »Zuckersucht« auseinandersetzen, desto tiefer tauchen Sie in die Materie ein. Ganz neue, spannende Themengebiete eröffnen sich Ihnen – plötzlich beschäftigen Sie sich mit der Menschheitsgeschichte, mit Nachhaltigkeit, Shoppingsucht und Alkoholkonsum. Vielleicht kaufen Sie sich auch mal ein Fachbuch oder lesen wissenschaftlich fundierte Artikel zu bestimmten Themen, die Sie besonders interessieren. So eignen Sie sich nach und nach ein breites Wissen über unser Ernährungsverhalten, über evolutionsbiologische Themen und Suchtforschung an, entdecken spannende Ansätze auch aus der Anthropologie, der Neurologie oder dem Altertum. Gehen Sie zum Beispiel der Ernährungsgeschichte des Menschen auf den Grund oder lassen Sie sich von den archäologischen Funden der letzten

Steinzeitskelette fesseln, die im völkerkundlichen Museum ausgestellt sind.

Es kann Sie natürlich auch in eine ganz andere Richtung verschlagen. Egal, wohin Ihre Neugier Sie führt, Sie erarbeiten sich damit ein spannendes neues Wissen, das auf der nächsten Party für interessante Gesprächsthemen sorgt. Wird über Zuckersucht gesprochen, haben Sie zu fast jeder Frage eine passende Antwort parat und können diese mit Fakten, Daten und geschichtlichem Hintergrundwissen belegen. Und je mehr Sie sich in der Materie auskennen, desto unwahrscheinlicher wird es, dass Sie noch einmal in die Zuckersucht-Falle tappen. Machen Sie sich zum *Zuckersucht-Master-Killer* und verbannen Sie die Zuckersucht für immer aus Ihrem Leben. Welches Thema interessiert Sie persönlich besonders und wo möchten Sie Ihr Wissen vertiefen?

35 Pure Kreativität

Ob es der Einkauf im Supermarkt oder das Selbstkochen ist, Sie werden Ihren Alltag neu gestalten lernen. Zuckerverzicht regt die Kreativität an! Sie werden täglich inspiriert und herausgefordert, und je einfallsreicher Sie beim Backen und Kochen sind, desto mehr Freude werden Sie dabei empfinden. Ärgern Sie sich also nicht über eventuelle Schwierigkeiten im Alltag, die mit dem Zuckerverzicht einhergehen, zum Beispiel, wenn nicht alles unmittelbar zur Verfügung steht und sich auch nicht schnell besorgen lässt.

KILLER-TIPP

Rezept für ein Kräuter-Power-Brot (garantiert glutenfrei!)

- 200 g gemahlene Mandeln
- 2 EL Kokosraspel
- 2 EL Leinsamen (geschrotet)
- 2 EL frisch gehackte Kräuter (nach Wahl)
- 5 Eier
- 1 Pck. Backpulver
- 30 ml geschmolzenes Kokosöl
- 1 Prise Salz
- 1 EL Apfelessig

Geben Sie die Mandeln, das Kokosmehl, Leinsamenmehl und die Kräuter in eine Schüssel und verrühren Sie diese mit den Eiern, dem Öl und Essig, bis der Teig eine zähe Masse ergibt. Fügen Sie noch Salz und das Backpulver hinzu und erhitzen Sie den Backofen auf 200 °C, während Sie den Teig in eine vorgefettete Kastenbackform geben. Anschließend backen Sie das Brot etwa eine ½ Stunde bei 180 °C, bis die Außenkruste goldbraun und fest ist. Vergewissern Sie sich durch Einstechen mit dem Zahnstocher: Bleibt nichts mehr dran kleben, ist Ihr Kräuter-Power-Brot servierbereit.

Gehen Sie das vermeintliche Problem locker und gelassen an.

Werden Sie Alice im Wunderland und verwandeln Sie Ihre Umwelt in einen Zauberwald: Physalis verzaubern Sie in Bonbons, Quark mit frischen Früchten verwandeln Sie in eine neue, leckere Eissorte. Backen Sie Plätzchen und geben Sie ihnen lustige Namen. Bei der Herstellung meiner Kekse aus Haselnuss, Kokos und Datteln kam es beispielsweise zu einem lustigen Klatschgeräusch, weswegen das Gebäck heute im Bekanntenkreis als die »Klatsch-Kekse« bekannt ist. Mein Schokokuchen aus Mandelmehl, Kakao, Walnüssen, frischen Himbeeren und Bananen heißt »Fitti-Kuchen«, weil er enorm viel Energie spendet und sich besonders gut als Zwischensnack für sportliche Aktivitäten eignet. Wie heißen Ihre neuen Kreationen? Höchste Zeit, ein neues Rezeptbuch anzulegen, meinen Sie nicht auch?

36 Sauer macht lustig

Ursprünglich hieß der Spruch einmal »Sauer macht Appetit«. Denn Saures regt tatsächlich den Appetit an, stimuliert die Geschmacksnerven, belebt, macht Lust und damit auch lustig. Denken wir an eine Zitrone, ziehen sich automatisch die Augen zusammen und die Mundwinkel hoch. Das wiederum zaubert uns unvermeidlich ein Grinsen ins Gesicht. Neurologisch lässt sich die stimmungsaufhellende Wirkung von Saurem ebenfalls gut belegen: Saure Lebensmittel regen die Produktion bestimmter Neurotransmitter (Serotonin) an, die für gute Laune sorgen. Sie heben die Stimmung und fördern die Konzentrationsfähigkeit.

Zu den Top Ten der beliebtesten sauren Lebensmittel gehören Essiggurken, saure Heringe, Zitronen, grüner Apfel, Sauerkraut, Rhabarber, saure Kirschen, Johannisbeeren, Sanddorn und Sauermilch. Saure Lebensmittel haben einen hohen Gehalt an Vitamin C und Mineralstoffen. Sauermilchprodukte beispielsweise entstehen durch Gärung. Die dafür verantwortlichen Milchsäurebakterien sind wiederum essenziell für die Stärkung unseres Immunsystems, sie töten unerwünschte Bakterien ab und regulieren den körpereigenen Säurehaushalt. Übrigens wirkt Saures nicht nur bei Menschen. Auch Tiere reagieren auf saure Lebensmittel. Ihre Reaktion darauf (etwa ein Hund, der versehentlich in eine Zitrone anstatt in einen Tennisball beißt) bringt einen buchstäblich zum Lachen.

Was sind Ihre Top Ten unter den sauren Lebensmitteln? Bereichern Sie Ihre Einkaufsliste (Seite 16) fortan mit diesen Produkten.

37 Tolle Powerfrüchtchen

Der größte Fluss der Welt, der Amazonas in Südamerika, bringt mit seinen gigantischen Wassermengen so einige Wunderpflanzen im tropischen Regenwald hervor. Der Kakaobaum oder der Guaranastrauch sind solche Powergewächse. Auch wenn wir beim Kakao gleich an die süße Schokoladentafel oder das pulvrige Milchmixgetränk denken, die Kakaobohne galt für die Azteken als Gottesfrucht. Ihr wurden heilende Kräfte zugesprochen. Kein Wunder, denn die Bohne ist äußerst gesund und vitaminreich. Heute können wir hundertprozentiges Kakaopulver, ganz ohne Zucker oder andere Zusatzstoffe, in jedem großen Supermarkt bekommen. Schauen Sie dafür in die Backabteilung, meistens steht der Kakao in der Nähe von Nüssen, Glasuren und Mehl. Geben Sie das Pulver in ein Glas (ein bis zwei Teelöffel) und mischen Sie etwas heißes Wasser zur besseren Auflösung hinzu, bevor Sie die Milch hineingeben. Probieren Sie das Pulver auch mit Soja-, Mandel- oder Reismilch und vergessen Sie nicht die Prise Zimt dazu. Sie werden staunen, wie gut diese Schokogetränke schmecken!

Genauso nährstoffreich und belebend ist die koffeinhaltige Guaranapflanze. Sie erhalten das Pulver aus den gemahlenen Samen der Guarana z.B. im Weltladen oder auch im Internetshop. Guarana dient hierzulande oft als gesunde Alternative zur Kaffeebohne und wird gerne im Sport verwendet. Das Pulver wird in der Regel in Wasser aufgelöst getrunken. Es zügelt den Appetit (auch auf Süßes), regt den Kreislauf an und hellt die Stimmung auf. Sind das nicht wirklich tolle Früchtchen?

38 Essen wie Gott in Frankreich

Die französische Küche gilt als die am höchsten entwickelte Kochkunst Europas. Frankreich ist für seine exzellenten Weine und den guten Käse bekannt, neben Baguette, Crêpes, Flammkuchen oder Quiche gehören insbesondere Fisch, Lamm, Meeresfrüchte, Gemüse und frische Kräuter auf den Speiseplan. Wunderbare Gerichte gibt es auch mit Auberginen, Muscheln und Ente. Essen bedeutet in Frankreich vor allem genießen – und das machen uns die Franzosen vorbildlich vor. Erweitern Sie Ihr Rezeptbüchlein mit kulinarischen – natürlich zuckerfreien – Delikatessen aus der französischen Nationalküche. Unser Gaumen braucht mehr Abwechslung!

Nehmen Sie beispielsweise die Artischocke: Sie können sowohl ihre Blätter als auch den Blütenboden verzehren. Kochen, braten oder grillen Sie das grüne Blütengemüse. Eingelegt als Antipasti schmecken die Artischockenherzen besonders gut. Probieren Sie auch einmal Artischocke mit Käse überbacken auf Baguettescheiben oder im Salat. Bon Appetit!

39 Kosmetik aus der Küche

Fänden Sie es nicht auch toll, wenn Sie nie wieder Geld für teure Haarkuren, Nagellack gegen brüchige Fingernägel oder Pflegelotionen gegen Hautunreinheiten ausgeben müssten? Die gute Nachricht: Wenn Sie Industriezucker meiden, können Sie tatsächlich schon nach wenigen Tagen Ihr Hautbild verbessern, nach wenigen Wochen sind die Nägel spürbar kräftiger und Ihr Haar glänzt von ganz allein.

Legen Sie von nun an mehr Wert auf eine gesunde und ausgewogene Ernährung. Essen Sie statt süßen Naschwerks viel frisches Obst, Vollkornprodukte,

Nüsse und Leinsamen (alles besonders zink-, vitamin- und mineralstoffreiche Lebensmittel) und Sie werden sich schon nach kurzer Zeit nicht nur wohler fühlen, sondern auch gesünder aussehen.

Von außen können Sie übrigens ebenfalls etwas nachhelfen: Gurkenmaske, Kamillentee-Haarkur, Joghurtcreme, Kleiepeeling, Olivenöl-Nagelpflege, Kräuterdampfbad – es gibt so viele fruchtig-frische Beautyprodukte aus der Natur. Gönnen Sie sich in Zukunft nach Feierabend doch einfach eine kleine Wellnesskur. Behandeln Sie Ihre Augenringe zum Beispiel mit Gurkenscheiben, tauchen Sie Ihre Füße in ein aromatisches Kräuterbad oder massieren Sie Olivenöl in Ihre Haarspitzen. Sie werden sich auf wunderbare Weise erfrischt und verjüngt fühlen.

40 Die beste Altersvorsorge

Was unsere Rente angeht, sind wir Deutschen wahrscheinlich die besten Vorsorgeexperten. Wir legen unser Geld an, schließen rechtzeitig Versicherungen und Zusatzfinanzierungen ab. Nichts überlassen wir dem Schicksal, wenn es um unsere Zukunft geht.

Doch was unsere Ernährungsgewohnheiten betrifft, sind wir häufig einfach unachtsam und nachlässig. Viel zu oft greifen wir aus Zeitmangel, Bequemlichkeit oder weil wir es nicht besser wissen, zu ungesunder Nahrung. Dabei hängt unsere Gesundheit so stark von der richtigen Ernährung ab! Essen wir ausgewogen, bedarfsgerecht und vollwertig, wirkt sich dies positiv auf Leib und Seele aus.

Wie wäre es also mit folgendem Präventionsplan als gesunder Altersvorsorge: Für einen guten Start in den Tag sollten Sie in Ruhe frühstücken, dazu gehören auf jeden Fall zwei Obstportionen. Schneiden Sie außerdem mundgerechte Obststückchen fürs Büro zurecht – falls Sie später Lust auf Süßes bekommen sollten. Für das Mittagessen nehmen Sie sich mindestens eine Stunde Zeit; versuchen Sie abzudecken, was Ihr Körper für den Rest des Tages benötigt: etwas Kohlenhydrate (Kartoffeln oder Gemüse), genügend Eiweiß und Fette (aus Leinsamen oder Fleisch). Zum Nachtisch kombinieren Sie Früchte Ihrer Wahl mit Joghurt oder Quark. Zwischendurch helfen Ihnen Nüsse oder Fruchtschorlen aus. Nehmen Sie über den Tag verteilt mindestens eineinhalb Liter Flüssigkeit zu sich – und dazu zählen nicht die vier Tassen Kaffee am Vormittag! Freuen Sie sich auf Ihr verdientes Abendessen, das nicht all zu spät ausfallen sollte (vier Stunden vor dem Schlafengehen): Frischer Salat Ihrer Wahl, etwas gegrilltes Fleisch, möglichst wenig Brot. Gönnen Sie sich zum Abschluss des Tages noch eine Tasse ungesüßten Lieblingstee – et voilà, so haben Sie prächtig für Ihr Alter vorgesorgt!

41 Gesunde Pausen

Da hat das Jahr noch gar nicht richtig begonnen und schon steht, sechs Wochen vor Ostern, ab Aschermittwoch für viele Menschen das traditionelle Fasten an. Das ursprünglich christliche Reinigungsritual soll an das 40-tägige Fasten Jesu in der Wüste erinnern.

Fasten wird heute nicht mehr automatisch mit Religion in Verbindung gebracht. Es kann eine bewusste Entgiftung des eigenen Körpers im Vordergrund stehen oder das Bedürfnis, sich in einer Auszeit von überschüssigem Ballast zu befreien und alte, unliebsame Gewohnheiten abzulegen. Fasten wirkt sich positiv auf Körper, Geist und Seele aus: Die damit einhergehende Ausschüttung von Glückshormonen sorgt für innere Harmonie, Frohsinn, Ruhe und Zufriedenheit. Sinneseindrücke werden intensiver wahrgenommen und man nimmt sich Zeit, um seine alten Lebensgewohnheiten zu prüfen. Sie können das Fasten auch mit mehr Bewegung (etwa Yoga), Entspannung (viel Schlaf) und bewusster Körperpflege (wozu gesundes Essen auch gezählt werden kann) verbinden.

Es gibt ganz unterschiedliche Fastenformen: Beim Basenfasten etwa darf man während des Tages kleine Mahlzeiten zu sich nehmen. Diese sollten jedoch basisch, das heißt mineralhaltig sein, um eine Entsäuerung des Körpers herbeizuführen. In dieser Phase sollten Sie zuallererst auf Süßigkeiten, aber auch auf Fleisch- und Milchprodukte, Fisch, Teigwaren, Kaffee und Alkohol verzichten. Greifen Sie bevorzugt zu Obst und Gemüse und trinken Sie viel ungesüßten Tee oder Wasser, dem Sie gerne Zitronenscheiben oder Pfefferminzblätter zufügen können, um einen frischen Geschmack zu erzielen.

Das Fasten bietet natürlich vor allem eine optimale Möglichkeit, seine Zuckersucht abzulegen und sich dafür neue, wohltuende Gewohnheiten anzueignen. Nutzen Sie doch die traditionelle Fastenzeit im Frühjahr für Ihre persönliche gesunde Pause. Sie müssen ja nicht unbedingt die ganzen 40 Tage durchstehen. Bereits wenige Tage genügen, um reinigende Veränderungen zu erzielen.

42 Belohnen Sie sich!

Der Verzicht auf Süßes bedeutet natürlich auch, dass Sie viel Geld sparen können. Rechnen wir uns das einmal grob durch: Pro Tag kaufen Sie sich durchschnittlich ein süßes Gebäck, meist morgens auf dem Weg zur Arbeit beim Bäcker (ca. 1 Euro). Zwischendurch greifen Sie in die Schublade zur Schokoladentafel oder zu Bonbons (ca. 2 Euro). Nach dem Mittagessen gibt's eine Cola oder einen kleinen Nachtisch (2 Euro). Abends wählen Sie Gummibärchen, Chips oder Kekse zum TV-Programm oder Sie gönnen sich ein Eis (2 Euro). Der eine oder andere verzehrt vielleicht das Doppelte, die dritte wird diesen Konsum nur an Wochenenden schaffen, doch im Schnitt geben wir ungefähr 7 Euro am Tag für Süßes und Zuckerhaltiges aus. Das sind 210 Euro im Monat und ganze 2500 Euro im Jahr!

Legen Sie eine kleine Spardose an und werfen Sie jedes Mal das Eurostück hinein, welches Sie sonst für einen Schokoriegel an der Supermarktkasse oder für Süßwaren beim Bäcker ausgegeben hätten. Auch der Verzicht auf Pommes, gesüßte Früchtejoghurts oder Weißbrötchen bringt Ihnen viel Cash ein. Am Ende des Jahres haben Sie eine beträchtliche Summe angespart und dazu noch auf überschüssige Kalorien verzichtet. Gratulation! Ihre Ersparnisse können Sie nun für etwas ganz Besonderes ausgeben. Belohnen Sie sich für Ihr Durchhaltevermögen zum Beispiel mit einem Extraurlaub. Aber vergessen Sie nicht, vorher noch einmal shoppen zu gehen, denn Sie werden vermutlich einen neuen Bikini oder eine neue Badehose brauchen …

43 Setzen Sie sich klare Ziele

Manche Menschen brauchen es richtig akribisch. Wenn Sie zu den Perfektionisten und Analytikern gehören, machen Sie sich einen Strategieplan, um Ihre Zuckersucht loszuwerden. Wann wollen Sie was genau erreichen? Wie sehen die einzelnen Schritte dafür aus? Wie gehen Sie dabei vor, was streichen Sie dafür von Ihrer Speiseliste, wie viel Sport wollen Sie in der Woche treiben und was soll am Ende dabei herauskommen? Denken Sie noch einen Schritt weiter: Welche Menschen tun Ihnen bei der Umsetzung Ihrer Ziele gut und welche stehen Ihnen im Weg? Welche Straßen wollen Sie meiden? Was wollen Sie nicht mehr tun?

Wissenschaftliche Studien zeigen, dass das Visualisieren von Zielen eine hilfreiche Struktur schafft, sodass das jeweilige Vorhaben besser gelingen kann. Hier können verschiedene Techniken helfen: einmal in Form einer »Mind-Map«, einer Gedächtniskarte mit vielen grafischen Symbolen, Pfeilen und Farben, oder eine Liste mit chronologischer, stichpunktartiger Aufzählung. Behalten Sie den Überblick und verwenden Sie dafür nur eine DIN-A4-Seite. Wenn Sie Ihren Plan in Form einer Liste gleich in den PC eingeben, können Sie ihn später beliebig ergänzen.

Machen Sie sich beispielsweise einen Tages- oder Wochenplan (Seite 87). Vermerken Sie darin Ihre Zwischenziele (etwa Ihr tägliches Workout), Kochideen oder neue Gewohnheiten. Erinnern Sie sich visuell an Ihr Vorhaben und motivieren Sie sich mit dem Erreichen kleiner Ziele. Aufgrund des komplexen Alltagsgefüges müssen wir unser Leben ständig ordnen, strukturieren und vereinfachen. Verwenden Sie deshalb Symbole mit der Verbindung zu Gesundheit (Apfel), Bewegung (Rad), Wohlbefinden (Smiley) oder Glück (Kleeblatt). Führen Sie den Plan immer bei sich: Fotografieren Sie ihn mit dem Smartphone und nehmen Sie ihn als Hintergrundbild. Verzichten Sie jedoch auf konkrete Gewichtsangaben. Arbeiten Sie also weniger auf ein bestimmtes Wunschgewicht hin, sondern richten Sie sich ganz nach Ihrem persönlichen Wohlgefühl. Denn keiner wird merken, ob Sie drei Kilo mehr oder weniger auf die Waage bringen, aber jedem wird sofort Ihre positive Ausstrahlung auffallen. Seien Sie nicht zu streng mit sich und setzen Sie sich nicht unnötig unter Druck. Hören Sie einfach nur auf Ihren gesunden Menschenverstand.

44 Geduld mit der Drei-Tage-Regelung

Sie haben hart trainiert, den ganzen Tag gefastet und trotzdem merken Sie keinen Unterschied auf der Waage? Das ist typisch für uns. Wir wollen sofort Ergebnisse sehen! Aber haben Sie Geduld, geben Sie Ihrem Körper die Zeit, sich umzustellen. Es gibt eine klare Drei-Tage-Regelung: Der Erfolg zeigt sich erst nach drei Tagen – aber er wird kommen, versprochen! Probieren Sie es gleich aus: Treiben Sie drei Tage hintereinander je eine Stunde Sport und verzichten Sie komplett auf Süßes. Sie werden es danach spüren und sehen!

Gleichzeitig ist diese Drei-Tage-Regelung bei Naschereien gefährlich: Wenn Sie heute ein großes Stück Torte verschlingen und dazu noch die Gummibärchentüte leeren, werden Sie vielleicht Bauchschmerzen bekommen, aber Sie werden nicht gleich drei Kilo mehr auf die Waage bringen. Denn die Verdauung kann bis zu 72 Stunden, d. h. drei Tage, dauern, sodass Sie sich vermutlich erst einige Tage später wundern werden, warum sich der Jeansknopf nicht mehr schließen lässt. Ein direkter Zusammenhang ist oft nicht mehr nachvollziehbar. Die Nascherei ist schon längst in Vergessenheit geraten. So wundern sich viele über ihre vermeintlich plötzliche Gewichtszunahme, ohne sie einer bestimmten Situation zuordnen zu können. Also lassen Sie die Finger von süßen Dickmachern, schlüpfen Sie besser in Ihre Sportschuhe und fangen Sie mit Ausdauertraining an. Üben Sie sich außerdem in der Fähigkeit abzuwarten. Wie heißt es doch so schön: Geduld in allen Dingen führt sicher zum Gelingen!

45 Die Zuckersucht bändigen

Manchmal überkommt einen der Hunger nach Süßem so stark, dass er kaum mehr zu bändigen ist. Beißen Sie dann in einen knackigen Apfel, verzehren Sie eine Banane oder trinken Sie ein großes Glas Wasser. Manchmal verwechseln wir Durst mit Hunger oder auch mit Frieren oder Müdigkeit. Finden Sie zunächst heraus, was die Ursache Ihres Verlangens ist. Liegt es tatsächlich am niedrigen Blutzuckerspiegel, greifen Sie am besten zu einer natürlichen Alternative: Trockenfrüchte. Diese haben zwar einen hohen Gehalt

KILLER-TIPP

Ungesüßte trocken-fruchtige Alternativen sind Datteln, Feigen, Sultaninen, Weinbeeren, Pfirsich, Papaya-, Rhabarber- oder Ananasstückchen, Apfelringe, Bananenstücke, Birnen, Physalis, Blaubeeren, Aprikosen, Pflaumen, Aloe Vera, Gojibeeren, Maulbeeren.
Vorsicht bei Cranberrys, Kirschen, Ingwerstückchen, Erdbeeren, Kiwi, Bananenchips, Mango: Sie sind oft gezuckert!

an natürlichem Zucker (bis zu 55 Prozent), verfügen aber gleichzeitig über wertvolle Inhaltsstoffe. Datteln etwa sind echte Energiespender und werden gern als Zwischensnack, in den Mittelmeerregionen als Beilage und sogar als Hauptzutat für Teig- oder Fleischwaren verwendet. Die in der Mittelmeersonne gereiften Früchte passen zu vielen anderen Lebensmitteln: Joghurt, Quark, Nüssen, Orangen, aber auch Speck, Käse oder Couscous. Wenn Sie also das nächste Mal zum nachmittäglichen Kaffee Süßhunger verspüren, greifen Sie zur süßen Trockenfrucht. Bestenfalls haben Sie diese vorher schon proportioniert, denn auch hier besteht die große Gefahr, schnell alles auf einmal zu verschlingen. Oder teilen Sie die Tüte mit Kollegen, Freunden oder der Familie.

Sollte Ihnen trockenes Obst nicht bekommen, bietet sich Zartbitterschokolade als geeigneter Nachtisch an. Je höher der Kakaogehalt, desto niedriger der Zuckeranteil. Greifen Sie bestenfalls zur 99-prozentigen Variante.

Bewahren Sie Süßes, egal in welcher Form, nie auf Vorrat zu Hause oder in der Schublade des Büroschreibtisches auf! Tricksen Sie Ihre Zuckersucht aus und richten Sie es so ein, dass Sie bei einer Heißhungerattacke extra losgehen müssen. Oftmals legt sich das starke Verlangen dann unterwegs von selbst. Und wenn Sie tatsächlich ein paar Schritte dafür tun und immer noch diesen Heißhunger auf Süßes verspüren, haben Sie sich ausnahmsweise eine kleine Nascherei verdient!

46 Vermeiden Sie Negationen

Verzichten Sie beim Artikulieren Ihrer Ziele auf negative Formulierungen wie »Du sollst nicht« oder »Das ist nicht erlaubt«. Solche Regeln und Einschränkungen wirken eher demotivierend und das mögen wir gar nicht. Das Leben ist schon hart genug, wir wollen keine zusätzlichen Verbote. Die Zuckersucht zu bezwingen soll für uns eine positive Herausforderung sein, die primär Spaß macht! Sie gehen mit Überzeugung, Neugier, Offenheit und Freude an die Sache heran und Ihr Verstand wird sich automatisch gegen allzu strikte Bestimmungen und Einschränkungen wehren.

Machen Sie es sich also nicht so schwer, stellen Sie sich keine strengen Regeln, sondern einen Happy-Killer-Plan auf. Formulieren Sie jeden Tag drei bejahende Sätze und benutzen Sie dafür nur positiv besetzte Begriffe. Scheuen Sie sich dabei nicht vor Wortkreationen wie Happy Time, Glücksformel, Superprojekt, Powergericht, Best Way, Schweinehund-Winner, Masterplan usw. Vergessen Sie nicht die Smileys ☺ und gönnen Sie sich zwischendurch reichlich Auszeit. Anstatt zu sagen »Ich muss heute noch sechs Kilometer laufen gehen« formulieren Sie es lieber positiv: »Ich darf (oder kann) noch eine lockere Runde joggen gehen«. Aus dem Verbot »Ich darf keine Schokolade essen« wird eine freudige Erwartung: »Ich gönne mir heute einen frisch gepressten Pink-Grapefruit-Saft.« »Ich werde es nie schaffen, fünf Kilo abzunehmen« verwandeln Sie in »Heute fühle ich mich wohl, ganz egal, was die Waage mir da anzeigt«. Apropos Waage, verbannen Sie solche Stimmungskiller doch ganz aus der Sichtweite, Sie werden staunen, wie positiv sich diese Maßnahme auf Ihr Gewicht auswirkt!

47 Vorausschauend sein

Beim Naschen gilt: »Nur wenige Sekunden auf der Zunge, ein paar Stunden im Magen, aber jahrelang auf der Hüfte«. Überlegen Sie bei jeder zusätzlichen Tafel Schokolade, ob Sie diese Langzeitbeziehung mit Ihren Speckpölsterchen wirklich eingehen wollen. Seien Sie vorausschauend und vergegenwärtigen Sie sich den Spruch immer wieder (zur Not als Reminder an Ihrem Küchenschrank oder als Spicker im Portemonnaie). Ihr kleines, süßes Essvergnügen ist nur von kurzer Dauer. Und weil es so flüchtig ist, wiederholen Sie es wahrscheinlich umso häufiger. Damit sitzen Sie schon in der Dauer-Nasch-Falle.

Statt nun jedoch einen Kampf gegen sich oder das Essen zu führen, versöhnen Sie sich mit Ihrem schlechten Gewissen und seien Sie stattdessen vorausschauend. Natürlich dürfen Sie sich auf das Essen freuen. Essen soll Spaß machen und schmecken, wählen Sie aber bewusst kleinere Portionen, die Sie dann umso mehr genießen. Holen Sie nicht ständig nach, legen Sie längere Pausen zwischen den Mahlzeiten ein und hören Sie auf Ihr natürliches Sättigungsgefühl. Meiden Sie nicht nur Zuckerhaltiges, sondern auch zu salzige oder fetthaltige Speisen, die nur zu Mehressen anregen.

KILLER-TIPP

Plan B zur Sofortanwendung bei einer Zuckersucht-Attacke, falls es Ihnen mal schwerfällt, vorauszuschauend zu sein:

- die Augen kurz schließen und tief durchatmen
- ein Glas Mineralwasser trinken
- zur Banane oder zum Apfel greifen
- den Raum verlassen oder direkt an die frische Luft gehen
- Liegestützen oder Sit-ups, Muskeltraining mit Hanteln
- auf dem Rücken liegend Atemübungen machen und mit warmen Händen den Bauch reiben
- eine kleine Runde joggen gehen
- sich auf andere Gedanken bringen, zum Beispiel mit Gute-Laune-Musik, und eine Runde mitsingen oder tanzen
- die beste Freundin anrufen
- unter die Dusche hüpfen
- sich wärmer anziehen

Und versuchen Sie immer positiv zu denken. Freuen Sie sich auf eine gesunde, gut proportionierte und verdiente Köstlichkeit, die Sie vor Bauchschmerzen und dem lästigen Völlegefühl bewahrt. Mit reichlich Flüssigkeit zwischendurch (Wasser, Tees, weniger Säfte und Kaffee) regulieren Sie den Appetit fast automatisch. Sorgen Sie vorausschauend für die richtigen Produkte in Ihrem Küchenregal, für genügend

Teesorten und Wasserflaschen und vergessen Sie nicht die tägliche Bewegung an der frischen Luft!

48 Gehen Sie auf eine Entdeckungsreise

Im Urlaub kann man ganz schön bequem werden. Das ist auch gut so, wir wollen uns schließlich erholen und Spaß haben. Das Essen wird oft von fremden Händen zubereitet und bereits fertig serviert. Dieser Luxus verführt natürlich zu großen Portionen. Hinterfragen Sie deshalb beim *All inclusive*, ob wirklich alles inklusive in Ihren Magen wandern sollte. Nur weil Sie im Urlaub sind und die Reise vielleicht sehr teuer war, brauchen Sie nicht gleich alle Ihre guten Vorsätze über Bord zu werfen.

Wie wäre es beim nächsten Mal nur mit Halbpension, wenn Sie wissen, dass Sie in diesem Land auch selbstständig auf Nahrungssuche gehen können (auch wenn dies in manchen Ländern oder bei abgelegenen Hotels oft nicht so einfach ist)? Ein Urlaub könnte zudem die perfekte Gelegenheit bieten, Ihre »steinzeitlichen Instinkte« (Seite 52) zu wecken. Fremde Länder bieten natürlich auch interessante exotische Speisen. Entdecken Sie die kulinarische Vielfalt des Urlaubslandes und achten Sie auch hier immer auf zwei Dinge: Das Essen sollte so natürlich wie möglich sein und maßvoll genossen werden. Nehmen Sie sich ausreichend Zeit dafür, trinken Sie immer genug und beobachten Sie das Essverhalten der Einheimischen.

Lassen Sie sich inspirieren und lernen Sie so das Land mit all Ihren Sinnen bewusst kennen.

49 Never give up!

»Nicht aufgeben!« lautet das entscheidende Motto, wenn Sie Ihre Zuckersucht in den Griff bekommen wollen. Denken Sie immer daran: Der Zug ist nie abgefahren! Es wird sicher Tage geben, an denen Sie rückfällig werden, Sie unzufrieden oder schwach sind. Doch jeder Tag ist ein neuer Tag, an dem Sie sich auf Ihre Ziele und guten Vorsätze besinnen und den Süßhunger überwinden können.

Eine kleine Hilfestellung bietet die Orientierung an einem bewusst gewählten Datum: »Am Tag X habe ich offiziell damit aufgehört, Süßigkeiten zu essen.« Was meinen Sie, wie viel Freude es bereitet, dieses Datum von Jahr zu Jahr zu zelebrieren. Machen Sie daraus Ihr persönliches Jubiläum. Laden Sie Freunde und Familie zum Essen ein (Sie kochen natürlich zuckerfrei) und denken Sie an das letzte Jahr zurück, mit all seinen Höhen und Tiefen. Sie waren nicht immer standhaft? Das macht nichts. Dafür gab es genug Tage, an denen Sie vermutlich tapfer durchgehalten haben und echte Erfolgserlebnisse verzeichnen konnten. Orientieren Sie sich an diesen Tagen und feiern Sie Ihre Stärke! Wie haben Sie es an diesen Tagen geschafft durchzuhalten? Welchen Trick haben Sie angewandt und wie ging es Ihnen dabei? Seien Sie geduldig und verständnisvoll mit sich. Lachen Sie heute über Ihr früheres

Suchtverhalten und freuen Sie sich, dass Sie eine so wichtige Entscheidung am Tag X für sich getroffen haben. Vielleicht ist heute mit dem Kauf dieses Ratgebers ein solcher Tag? Wenn Sie so weit sind, notieren Sie das Datum in die folgende Zeile:

____

Um ein schönes Erfolgserlebnis zu erzielen und gleichzeitig Spaß dabei zu haben, versuchen Sie eine natürliche Balance zu finden zwischen Standhaftigkeit, schlechtem Gewissen und Ausnahmen. Sie werden sehen, es ist gar nicht so schwer!

50 Übung macht den Meister

Dem bekannten deutschen Sprichwort »Übung macht den Meister« gehört der Satz »Lehre bildet Geister« vorangestellt. Bis jetzt haben Sie einiges an theoretischen Überlegungen und Belehrungen gelesen. Vielleicht konnten Sie auch schon einige Tipps erfolgreich in die Praxis umsetzen und meinen die Zuckersucht unter Kontrolle zu haben? Gratulation! Doch denken Sie daran, es ist noch kein Meister vom Himmel gefallen und erst durch Wiederholung prägen Sie sich die einzelnen Schritte langfristig ein. Sie werden sich wundern, wie schnell unser Gedächtnis bereit ist, neu erlernte Dinge zu vergessen, und schon landen Sie wieder bei den alten Gewohnheitsmustern. Zum Glück haben Sie es schriftlich und das immer griffbereit. Wiederholen Sie einzelne Punkte aus dem

Zuckersucht-Killer, die für Sie besonders wichtig sind, immer wieder.

Seien Sie in kritischen Alltagssituationen wachsam und innerlich vorbereitet, dann kann Sie die süße Versuchung nicht mehr aus dem Konzept bringen. Bleiben Sie dabei möglichst entspannt und gehen Sie das Ganze eher spielerisch an. Die Zuckersucht-Fallen sind immer dieselben und wiederholen sich täglich. Versuchen Sie herauszufinden, warum Sie eine Sache besonders gut und die andere vielleicht gar nicht umsetzen konnten. Übung ist der Schlüssel zur Überwindung Ihrer Zuckersucht. Glauben Sie an sich! Ich wünsche Ihnen auf diesem Weg viel Erfolg dabei und viele entspannte, zuckerfreie Tage!

Liebe Leserin, lieber Leser,

hat Ihnen dieses Buch weitergeholfen? Für Anregungen, Kritik, aber auch für Lob sind wir offen. So können wir in Zukunft noch besser auf Ihre Wünsche eingehen. Schreiben Sie uns, denn Ihre Meinung zählt!

Ihr TRIAS Verlag

E-Mail-Leserservice
kundenservice@
trias-verlag.de

Lektorat TRIAS Verlag
Postfach 30 05 04
70445 Stuttgart
Fax: 0711 8931-748

Selbsttest: Sind Sie zuckersüchtig?

Nicht jeder, der gerne mal ein Stück Kuchen isst oder sich immer wieder ein Eis gönnt, ist gleich süchtig nach Süßem. Der Übergang von der gelegentlichen Naschkatze zum »Zuckerjunkie« ist fließend. Dieser Test kann Ihnen helfen herauszufinden, wo Sie gerade stehen.

Bitte beantworten Sie die Fragen spontan und so ehrlich wie möglich und zählen Sie dann die Punkte in beiden Spalten zusammen. Viel Spaß!

Aussage	Trifft zu	Trifft nicht zu
Meine Gedanken kreisen ständig um das Thema Süßes.	☐	☐
Die süßen Mengen, die ich zu mir nehme, werden immer größer.	☐	☐
Ich esse oft mehr, als ich mir vorgenommen habe.	☐	☐
Wenn ich erst einmal mit Süßigkeiten angefangen habe, kann ich nicht mehr aufhören.	☐	☐
Ich bekomme den Konsum von Süßem nicht unter Kontrolle.	☐	☐
Bei längerem Verzicht werde ich unruhig, launisch, depressiv oder reagiere gereizt.	☐	☐

Aussage	Trifft zu	Trifft nicht zu
Manchmal gehe ich nachts an den Kühlschrank.	☐	☐
Ich esse oft heimlich.	☐	☐
Ich fühle mich beherrscht von Gedanken an Süßes.	☐	☐
Ich esse immer alles auf, was auf dem Teller liegt.	☐	☐
Ich kann die Portionen nicht aufteilen, oft esse ich alles auf einmal auf.	☐	☐
Ich führe strenge Esspläne und teile das Essen in erlaubte und verbotene Lebensmittel ein.	☐	☐
Ich wiege mich regelmäßig und bin dann oft enttäuscht.	☐	☐
Mir fällt es schwer, Sättigung wahrzunehmen.	☐	☐
In meinem Essverhalten wechseln Überessen und Fasten einander immer ab.	☐	☐
Es fällt mir schwer, Essen zu genießen.	☐	☐
Ich habe immer wieder unkontrollierte Süßhunger-Attacken.	☐	☐
Danach habe ich oft ein schlechtes Gewissen und das Gefühl, etwas falsch gemacht zu haben.	☐	☐

Aussage	Trifft zu	Trifft nicht zu
Ich esse Süßes, wenn ich angespannt, unsicher, gestresst, müde oder unausgeglichen bin.	☐	☐
Wenn ich mal einen schlechten Tag hatte, gönne ich mir abends erst recht etwas Süßes.	☐	☐
Im Supermarkt kann ich am Süßigkeitenregal nicht vorbeigehen.	☐	☐
Meine Stimmung schwankt sehr häufig.	☐	☐
Ich fühle mich zu dick.	☐	☐
Ich wäre zufrieden, wenn ich endlich mein Wunschgewicht erreichen würde.	☐	☐
Punktzahl		

Auswertung

Zählen Sie die Punkte in den beiden Spalten zusammen. Je mehr Aussagen Sie als zutreffend angekreuzt haben, desto größer ist Ihr Verlangen nach Süßem. Sollten Sie mehr als 12 Punkte mit »Trifft zu« angekreuzt haben, ist es höchste Zeit, eine neue Richtung einzuschlagen. Nutzen Sie das Ergebnis als Motivation und sehen Sie es als Chance, etwas an der momentanen Lage zu ändern.

Wochenplan

Tragen Sie in die rechte Spalte Ihre Aktivitäten ein. Markieren Sie die erfolgreichen Tage z. B. mit den unten angeführten Icons und Buchstaben. Was haben Sie bis zum Ende der Woche alles geschafft?

Tag	
Montag	
Dienstag	
Mittwoch	
Donnerstag	
Freitag	
Samstag	
Sonntag	

Z = zuckerfrei, S = Sport, Y = Yoga, K = Krafttraining,
Super Woche! ☺, Zuckersucht-Falle ☹

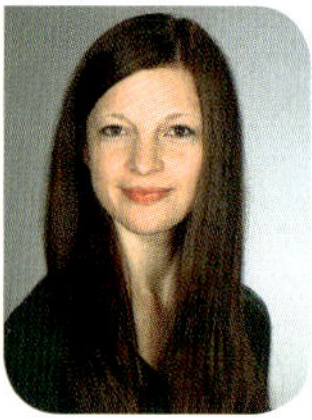

Regina Tödter war selbst viele Jahre süchtig nach Süßem. Schon als Kind gab sie ihr Taschengeld am liebsten für Süßigkeiten aus und verzichtete im Teenageralter auf ganze Mahlzeiten, um stattdessen noch mehr naschen zu können. Kein Wunder also, dass sie häufig unter Müdigkeit und Konzentrationsschwierigkeiten litt. Erst mit 25 Jahren, nach einem Schlüsselerlebnis, sagte sie dem Hunger nach Süßem den Kampf an.
Seit einigen Jahren lebt die Autorin nun zuckerfrei, sie ist fünf Kilogramm leichter und zwei Kleidergrößen schlanker. Noch besser ist, dass es für sie keine schmerzhaften Zahnarztbesuche und kein Mittagstief mehr gibt. Ihre positiven Erfahrungen haben viele Menschen in ihrer Umgebung dazu motiviert, den Zuckerkonsum weitgehend aufzugeben. Ihnen steht sie mit ihren Erkenntnissen und Strategien zur Überwindung der Zuckersucht zur Seite.
Regina Tödter studierte Geisteswissenschaften in Heidelberg und arbeitete als stellvertretende Filialleiterin für einen Sportartikelhersteller. Sie lebt in Nürnberg und forscht heute interdisziplinär zum Thema Gesundheit und Spiritualität.